Für Max

Inhaltsverzeichnis

1. Pflegeprobleme 6
1.1 Erkennen von Pflegeproblemen: 6
1.2 So formulierst du Pflegeprobleme! 9
1.3 Was fordert der MDK? 11

2. Ressourcen 13
2.1 Erkennen von Ressourcen: 13
2.2 So formulierst du Ressourcen! 16
2.3 Was fordert der MDK? 18

3 Pflegeziele 19
3.1 Ziele festlegen 19
3.2 So formulierst du Pflegeziele! 22
3.3 Was fordert der MDK? 24

4 Pflegemaßnahmen 26
4.1 Maßnahmen planen 26
4.2 So formulierst du Pflegemaßnahmen! 28
4.3 Was fordert der MDK? 30

5 Kommunikation 31
5.1 Mögliche Probleme: 33
5.2 Mögliche Ressourcen 35
5.3 Mögliche Ziele 37
5.4 Mögliche Maßnahmen 38

6. Bewegung / Mobilität 42
6.1 Mögliche Probleme 44
6.2 Mögliche Ressourcen 47
6.3 Mögliche Ziele 49
6.4 Mögliche Maßnahmen 51

7. Vitale Funktionen / Atmung 55
7.1 Mögliche Probleme: 57
7.2 Mögliche Ressourcen: 59
7.3 Mögliche Ziele: 60
7.4 Mögliche Maßnahmen: 62

8. Körperpflege 66
8.1 Mögliche Probleme: 67
8.2 Mögliche Ressourcen: 69
8.3 Mögliche Ziele: 70

8.4 Möglige Maßnahmen: 72

9. Essen & Trinken 77
9.1 Mögliche Probleme: 79
9.2 Mögliche Ressourcen: 81
9.3 Mögliche Ziele: 83
9.4 Mögliche Maßnahmen: 84

10. Ausscheidung 89
10.1 Mögliche Probleme: 91
10.2 Mögliche Ressourcen: 93
10.3 Mögliche Ziele: 95
10.4 Mögliche Maßnahmen: 96

11. An- und Auskleiden 101
11.1 Mögliche Probleme: 102
11.2 Mögliche Ressourcen: 103
11.3 Mögliche Ziele: 104
11.4 Mögliche Maßnahmen: 105

12. Ruhen und Schlafen 109
12.1 Mögliche Probleme: 110
12.2 Mögliche Ressourcen: 112
12.3 Mögliche Ziele: 113
12.4 Mögliche Maßnahmen: 114

13. Beschäftigung 118
13.1 Mögliche Probleme: 119
13.2 Mögliche Ressourcen: 120
13.3 Mögliche Ziele: 122
13.4 Mögliche Maßnahmen: 123

14. Mann / Frau sein 128
14.1 Mögliche Probleme: 129
14.2 Mögliche Ressourcen: 130
14.3 Mögliche Ziele: 131
14.4 Mögliche Maßnahmen: 132

15. Sicherheit 134
15.1 Mögliche Probleme: 135
15.2 Mögliche Ressourcen: 137
15.3 Mögliche Ziele: 139
15.4 Mögliche Maßnahmen: 141

16. Soziale Beziehungen / Bereiche 146
16.1 Mögliche Probleme: 147
16.2 Mögliche Ressourcen: 149
16.3 Mögliche Ziele: 150
16.4 Mögliche Maßnahmen: 151

17. Existenzielle Erfahrungen / Psychischer Bereich 154
17.1 Mögliche Probleme: 155
17.2 Mögliche Ressourcen: 157
17.3 Mögliche Ziele: 158
17.4 Mögliche Maßnahmen: 160

18. Evaluation 165
18.1 Evaluation durchführen 165
18.2 So formulierst du die Evaluation! 167
18.3 Was fordert der MDK? 169

19. Zusammenfassung 171
19.1 Probleme 171
19.2 Ressourcen 173
19.3 Pflegeziele 175
19.4 Pflegemaßnahmen 177
19.5 Evaluation 179

20 Weitere Anforderungen des MDK an die Pflegeplanung ... 180
20.1 Dekubitusprophylaxe 180
20.2 Kontrakturenprophylaxe 181
20.3 Nahrungs – und Flüssigkeitsversorgung 182
20.4 Schmerzen 183
20.5 Demenz 184
20.6 Inkontinenz 184
20.7 Körperpflege 185
20.8 Pneumonieprophylaxe bei Trachealkanülenträger oder beatmeten Pflegebedürftigen 185
20.9 Sturzprophylaxe 186

1. Pflegeprobleme

1.1 Erkennen von Pflegeproblemen:

Pflegeproblem: Beeinträchtigung der Selbständigkeit des Pflegebedüftigen in einem oder mehreren Lebensbereichen. Pflegerische Maßnahmen sind zur Kompensation angezeigt, da der Pflegebedürftige die Probleme nicht allein bewältigen kann.

Aus den Informationen werden im zweiten Schritt des Pflegeprozesses die pflegerelevanten Probleme herausgefiltert. Sind nun Probleme erkannt worden, sollten diese verständlich, aber trotzdem stichwortartig im Dokumentationssystem festgehalten werden.

Pflegeprobleme können in generelle und individuelle Pflegeprobleme unterteilt werden:

Generelle Pflegeprobleme:

Betreffen alle Pflegebedürftigen unter gleichen Bedingungen, beispielsweise die Pneumoniegefahr bei allen älteren immobilen Menschen oder die erhöhte Infektionsgefahr bei allen abwehrgeschwächten Menschen.

Individuelle Pflegeprobleme:

Hierbei handelt es sich um spezifische Probleme einzelner Pflegebedürftiger die auch aus generellen Pflegeproblemen heraus wachsen können.

Pflegeprobleme können in verschiedenen Situationen begründet sein:

Aktuelle Pflegeprobleme:
Vom Pflegebedürftigen geäußert (z.B. Pat. klagt über Schmerzen).
Messbar (z.B. Pat hat Fieber, Pat trinkt nicht ausreichend).
Zu beobachten (z.B. Pat nimmt Schonhaltung ein, Pat verändert seine Lage im Bett nicht).

Potenzielle Pflegeprobleme

Sind im Moment der Problembestimmung noch nicht gegeben, aber auf Grundlage von Hintergrundwissen (z.B. Risikofaktoren) vorhersehbar und können durch geeignete prophylaktische Maßnahmen vermieden werden (z.B. Dekubitusentstehung bei bettlägerigen Menschen).

Verdeckt/vermutete Pflegeprobleme

Begründen sich auf das Verhalten des Pflegebedürftigen und können sich körperlich manifestieren und müssen in einem Gespräch geklärt werden (z.B. Patient schaut ängstlich, wenn über ihre Entlassung in ein Altenheim gesprochen wird und bekommt Luftnot. Das vermutete Problem muss abgeklärt werden. Das verdeckte Pflegeproblem könnte die Angst vor dem Umzug und der veränderten Lebenssituation sein).

Bitte lass dich durch die unterschiedlichen Einteilungen der Pflegeprobleme nicht verwirren! Die Einteilung ist zweitrangig. Wichtig ist das Erkennen von Pflegeproblemen! Nur Pflegeprobleme die erkannt werden, können pflegetherapeutisch behandelt werden!

In der Pflegeplanung werden ausschließlich pflegerische Probleme aufgenommen, keine medizinischen Probleme. Diese Abgrenzung ist nicht immer einfach. Als Hilfestellung gilt: Pflegeprobleme können durch pflegerische Interventionen therapiert werden.

1.2 So formulierst du Pflegeprobleme!

Pflegeprobleme sollten wenn möglich im PESR - Format geschrieben sein. PESR steht für **P**roblem, **E**influssfaktoren, **S**ymptome, **R**essourcen.

P: Was ist das Problem? kurz und knapp auf das Wesentliche beschränkt.

E: Warum besteht das Problem? Nennung der Ursache/des Grundes der Einschränkung.

S: Wie zeigt sich das Problem? genau und detailliert, die Art und Weise des Defizits.

Formulierung ohne Werturteil, so objektiv wie möglich (Objektivität bedeutet nachvollziehbar oder messbar - jedoch nicht die eigene Interpretation).

Beispiel:

Klient ist dekubitusgefährdet (Was?).

Gerötete Hautstellen ohne Positionswechsel (Wie?).

Aufgrund einer vorhandenen Immobilität (Warum?).

Ausformuliert:

Problem: Herr Müller ist stark dekubitusgefährdet aufgrund der vorhandenen Immobilität. Dies zeigt sich durch gerötete Hautstellen, wenn längere Zeit kein Positionswechsel durchgeführt wurde.

Ressource: Herr Müller akzeptiert die pflegerischen Maßnahmen.

1.3 Was fordert der MDK?

In den Prüfkatalogen für die ambulante und stationäre Pflege des MDK (*Richtlinien des GKV-Spitzenverbandes über die Prüfung der in Pflegeeinrichtungen erbrachten Leistungen und deren Qualität nach § 114 SGB XI (Qualitätsprüfungs-Richtlinien – QPR) vom 17. Januar 2014*) wird nach einer vollständigen und nachvollziehbaren Pflegedokumentation gefragt. Diese wird von den Prüfern des MDK auch genau kontrolliert.

Speziell zum Thema Pflegeplanung wird gefragt ob Bedürfnisse, Probleme, Ressourcen, Ziele und geplante Maßnahmen sowie eine Evaluation der Ergebnisse in der Planung enthalten sind. In den Erläuterungen zu den Fragestellungen wird auf folgendes Dokument verwiesen: "Grundsatzstellungnahme Pflegeprozess und Dokumentation - Handlungsempfehlung zur Professionalisierung und Qualitätssicherung in der Pflege" vom MDS, erschienen im April 2005.

In diesem Dokument ist recht genau erklärt wie eine Pflegeplanung aufgebaut sein sollte und wie Probleme formuliert sein sollen:

Viel Wert wird hier darauf gelegt, dass die Problembeschreibung nach Möglichkeit gemeinsam mit dem Pflegebedürftigen oder seinen Bezugspersonen vorgenommen wird.

Weiterhin wird als Ziel der Problembeschreibung eine zusammenhängende, informative, übersichtliche, anschauliche und individuelle Kurzbeschreibung der selbstpflegerischen Defizite angegeben.

Außerdem soll die Problembeschreibung so kurz und knapp wie möglich, so exakt und spezifisch wie nötig und so objektiv wie möglich ausformuliert sein.

Und auch in diesem Dokument wird auf das PESR - Format (Siehe "So formulierst du!") als Problembeschreibung verwiesen. Wenn du also die Pflegeprobleme in der Pflegeplanung nach diesem System ausformulierst wirst du auf jeden Fall alles korrekt machen.

2. Ressourcen

2.1 Erkennen von Ressourcen:

Ressourcen: sind Kräfte, Fähigkeiten und Möglichkeiten die der Pflegebedürftige zur eigenen Gesunderhaltung und/oder zur Bewältigung der Einschränkung/en einsetzen kann.

Zu Beginn der pflegerischen Intervention solltest du dich fragen: „Was kann der Pflegebedürftige allein, wo benötigt er meine fachliche Anleitung oder Unterstützung, wird die Übernahme bestimmter Tätigkeiten durch das Pflegeteam notwendig?

Eigenständigkeit fördern und erhalten

Ziel ist es die größtmögliche Eigenständigkeit des Pflegebedürftigen zu erhalten und zu fördern. Ressourcen haben Einfluss auf die Zielsetzung und die Auswahl der Pflegemaßnahmen. Z.B. wenn ein Pflegebedürftiger sich das Gesicht oder den Oberkörper selbst waschen kann, werden Zielsetzung und die Auswahl der Pflegemaßnahmen anders gelagert sein, als bei einem Pflegebedürftigen der diese Fähigkeit nicht mehr hat.

<u>Ressourcen sind Hilfsquellen des Pflegebedürftigen.</u>

Bei jedem Pflegebedürftigen sind die Ressourcen individuell verschieden und müssen aktuell erfasst und fortlaufend ergänzt werden.

Ressourcen beeinflussen das Lebensgefühl (ich kann!) und

den Genesungsprozess positiv und helfen dem Pflegebedürftigen, die größtmögliche Selbständigkeit zu erreichen. Berücksichtigte Ressourcen steigern das Selbstwertgefühl. Erst durch die Berücksichtigung der Ressource wirkt die Pflege aktivierend und nicht abnehmend (regressfördernd)

Beispiele für Ressourcen:

Eigene Motivation und persönliche Ressourcen

Die Motivation spielt eine ausschlaggebende Rolle, um pflegerische Interventionen einleiten zu können. <u>Als Motivation können z.B. bezeichnet werden:</u>

Die Bereitschaft professionelle Unterstützung des gesamten therapeutischen Teams und der Angehörigen anzunehmen.

Die Akzeptanz der (momentanen) Einschränkung.

<u>Persönliche Ressourcen</u>

Sind bestimmte Persönlichkeitsmerkmale, die dem Einzelnen helfen, schwierige Situationen zu bestehen. Z.B. Eigenschaften und Haltungen, die eine lebensfördernde Wirkung haben wie Mut, Kreativität, Glaube.

Fähigkeiten, Möglichkeiten und Kräfte (Können und Wissen)

Tätigkeiten bzw. Teilschritte von Tätigkeiten, die der Pflegebedürftige eigenständig ausführen kann, erhalten das

Gefühl der Selbständigkeit.

Jeder noch so kleiner Teil-schritt soll Beachtung finden. z.B.:

Pat. kann das linke Bein aufstellen (Können).

Pat. kennt die Ursachen seiner momentanen Urininkontinenz (Wissen)

Hobbys und Vorlieben

Die Integration von Tätigkeiten zur gewohnten Freizeitgestaltung beeinflusst das Lebensgefühl positiv. z.B.:

Pat. hört gern Radio Paradiso, liest gern Anglerzeitschriften oder stickt gern.

Vorlieben sollten bekannt sein und berücksichtigt werden: z.B.

Pat. trinkt gerne Obstsäfte und Kaffee.

Bezugspersonen, Angehörige (Soziale Ressourcen)

Soziale Ressourcen sind positive Beziehungen zu Mitmenschen. Die Einbeziehung vertrauter Personen sollte Beachtung in das pflegerische Handeln finden.

2.2 So formulierst du Ressourcen!

Ressourcen gehören mit zur Problembeschreibung. Für jedes Pflegeproblem sollte nach Möglichkeit mindestens eine Ressource gefunden werden.

Im PESR - Format sind die Ressourcen das "R".

P: Was ist das Problem?

E: Warum besteht das Problem?

S: Wie zeigt sich das Problem?

R: Ressource

Beispiel:

Herr Müller kann sich den Unterkörper nicht selbstständig an- und auskleiden. (Was?)

Er schafft es nicht die Unterhose und die Hose über die Füße zu ziehen. (Wie?)

Aufgrund der Bewegungseinschränkungen. (Warum?)

Ressource: Herr Müller akzeptiert die Unterstützung durch die Pflegekraft und hilft im Rahmen seiner Möglichkeiten mit (Hebt die Füße an).

Ausformuliert:

Problem: Herr Müller kann sich den Unterkörper nicht selbstständig an- und auskleiden, aufgrund der Bewegungseinschränkungen. Er schafft es nicht die Unterhose und die Hose über die Füße zu ziehen.

Ressource: Herr Müller akzeptiert die Unterstützung durch die PK und hilft im Rahmen seiner Möglichkeiten mit indem er die Füße etwas anhebt.

2.3 Was fordert der MDK?

Der MDK macht zur Formulierung der Ressourcen keine weiteren Angaben. Dem MDK ist es nur sehr wichtig, dass überhaupt Ressourcen gefunden werden.

Hier gilt auch wieder wie bei den Pflegeproblemen: Kurz und knapp auf das Wesentliche beschränkt, aber doch spezifisch und genau sollst du die Ressourcen beschreiben.

Der Pflegebedürftige und / oder seine Angehörigen sollten möglichst bei der Ressourcenfindung mit einbezogen werden. Ressourcen die der Pflegebedürftige selbst benennen kann wird er auch zukünftig ganz bewusst einsetzen können und diese evtl. sogar noch fördern. Schreibe dies auch so in die Pflegeplanung wenn der Pflegebedürftige die Ressource selbst benannt hat.

Beispiel: Herr Müller gibt selbst an seine Medikamente regelmäßig nach Anordnung einzunehmen.

3 Pflegeziele

3.1 Ziele festlegen

Pflegeziel: Beschreibung eines Soll-Zustandes, den der Pflegebedürftige mit Unterstützung durch die Pflegekraft erreichen kann und soll.

Die Pflegezielsetzung bezieht sich auf die vorausgegangene Problemstellung und berücksichtigt die Ressourcen:

Welche Ressourcen hat der Pflegebedürftige im betroffenen Lebensbereich?

Welches Pflegeproblem liegt in dem betroffenen Lebensbereich vor?

Welche Pflegezielsetzung kann abgeleitet werden?

Für jedes formulierte Pflegeproblem wird ein Pflegeziel festgelegt.

Ein Pflegeziel muss realistisch, d.h. für den Pflegebedürftigen erreichbar sein! Realistische Pflegeziele sind kleine Schritte, die für kürzere Zeitabstände formuliert werden: z.B. Pat. wäscht sich bis ... (Datum) das Gesicht eigenständig.

Ist dieses Pflegeziel erreicht, wird ein neues Pflegeziel festgelegt: z.B. Pat. wäscht sich bis ... (Datum) den Oberkörper selbständig. Das erreichte Pflegeziel ist dann als neue Ressource anzusehen:

Ressource: Pat. wäscht sich das Gesicht selbständig (=

erreichtes Ziel 1).

Pflegeproblem: Pat. kann Körperpflege nicht eigenständig ausführen.

Pflegeziel: Pat kann sich bis ... (Datum) den Oberkörper selbständig waschen.

Nahziele

sind kleine konkrete Einzelschritte. Sie sind schnell erreichbar (innerhalb einiger Tage) und gut überprüfbar. Sie können so die Motivation bei allen Beteiligten fördern. Sie können als realistische Zwischenschritte auf dem Weg zu langfristigen Zielen funktionieren. Nahziele sind konkret formuliert.

Fernziele / langfristige Ziele

Ziele auf die hingearbeitet wird, welche Orientierungspunkte sind. Ein Fernziel ist wichtig, um nicht aus den Augen zu verlieren „wohin der Weg führt". Es wird die Rich-tung festgelegt, in welche die Bemühungen gehen werden z.B. die Pat. erreicht die größtmögliche Unabhängigkeit bei der Körperpflege.

Pflegeziele müssen überprüfbar sein.

Sicherlich sind bei den täglichen Pflegeinterventionen Fortschritte zu beobachten. Dies reicht jedoch zur genauen Überprüfbarkeit nicht aus. Das Pflegeziel muss nach einem festgelegtem Zeitraum (Datum) überprüft werden. Ohne die Angabe „bis wann" das Pflegeziel erreicht werden soll, ist eine Ergebnissi-cherung kaum möglich. Die Fragestellung: „Ist das Ziel erreicht?" muss klar mit ja oder nein beantwortet wer-den können.

Eine Ausnahme sind die „Erhaltungsziele" welche bis auf Weiteres formuliert werden können. Wenn Pflegeziele (z.B. Erhaltungsziele) nur durch tägliche Kontrolle geprüft werden, muss eine laufende Beurteilung im Pflegebericht dokumentiert werden.

Inhalt eines Pflegeziels kann sein:

Fertigkeitsbereich (Psychomotorik), das Ziel bezieht sich auf eine Verbesserung des Handelns (Fertigkeiten) des Pflegebedürftigen.

Gefühlsbereich (Affektion), das Ziel bezieht sich auf eine Veränderung der Werte (Lebensstil), Gefühle und Einstellungen.

Wissensbereich (Kognition). das Ziel bezieht sich auf eine Verbesserung der intellektuellen Möglichkeit, des Wissens und Verständnisses.

3.2 So formulierst du Pflegeziele!

Bei der Formulierung eines Pflegezieles überprüfst du das Pflegeproblem ob:

Eine Besserung möglich ist, die Aufrechterhaltung realistisch zu sein scheint (z.B. bei chronischen Leiden) (Erhaltungsziel), eine Anpassung realistisch erscheint, die Ursache beseitigt werden kann, die Ursache durch eine Verminderung des Risikos, der Häufigkeit und Intensität verringert werden kann, die Ursache nicht veränderbar ist oder inwieweit die Ressourcen zur Zielerreichung eingesetzt werden können
Kriterien zu Formulierung von Pflegezielen:

Zielinhalt: Was soll erreicht werden? Zielausmaß: Grad der Zielerreichung. zeitlicher Bezug: Angaben zum Zeitraum oder Zeitpunkt, wann das Ziel erreicht werden soll.

Beispiel: Herr M. kann sich in drei Tagen das Gesicht selbstständig waschen.

<u>Ein Pflegeziel beschreibt ein Ereignis welches erreicht werden soll. Es sagt nicht aus, was wir vermeiden, verhindern und nicht erreichen wollen.</u>

Daher vermeide unbedingt die ver-neinende Form bei der Formulierung von Pflegezielen!

Beispiele: Richtig: Intakte Haut. Falsch: Kein Dekubitus. Richtig: Läuft sicher. Falsch: Stürze sind vermieden.

Versuche verneinende Wörter (kein, nicht, minimiert, vermieden uvm.) bei der Zielformulierung aus deinem Kopf zu streichen.

Ein Pflegeziel wird immer so formuliert als ob es bereits erreicht worden wäre.

Achte bitte auch darauf keine Maßnahmen als Ziele zu formulieren.

Integration des Pflegebedürftigen bei der Zielformulierung

Der Pflegebedürftige ist Betroffener und Partner zugleich. Informiere den Pflegebedürftigen und seine Angehörigen über deine pflegerische Zielsetzung. Wird dem Pflegebedürftigen und seinen Ange-hörigen transparent gemacht, was erreicht werden soll, wird eine konstruktive Zu-sammenarbeit möglich. Je nach Zustand und Situation des Pflegebedürftigen kannst du das Pflegzeiel auch mit dem Pflegebedürftigen zusammen formulieren. Z.B. Herr Müller will bis ... (Datum) ein Kilo abnehmen.

Prioritäten setzen

Du musst entscheiden, welche Pflegeziele zuerst bearbeitet werden sollen. Nicht alle Pflegeziele sind gleichrangig: z.B. Schmerzfreiheit vor Mobilisationsmaßnahmen.

3.3 Was fordert der MDK?

Bei der Formulierung der Pflegeziele wird der MDK in seiner Ausführung sehr klar und deutlich. Hervorgehoben wird, wie bereits oben beschrieben, dass ein Pflegeziel klientenorientiert, realistisch, erreichbar und überprüfbar sein muss. Klientenorientiert meint hier, dass die Formulierung aus Sicht des Pflegebedürftigen und nicht aus Sicht der Pflegekraft erfolgen soll.

Das gut ausformulierte Pflegeziel ist in der Pflegeplanung sehr wichtig um bei der Evaluation überprüfen zu können ob die pflegerischen Maßnahmen gegriffen haben und den Pflegebedürftigen zum Ziel gebracht haben. Ganz klar wird auch gefordert dass der Pflegebedürftige sowie seine Angehörigen in die Zielerstellung einbezogen werden sollen, soweit dies möglich ist.

Auch der MDK hat bereits 2005 bemerkt dass in der Praxis die Tendenz besteht eine Pflegemaßnahme als Pflegeziel zu formulieren. Dies solltest du aber unbedingt vermeiden und als Pflegeziel das zu erwartende Ergebnis der durchgeführten Pflegemaßnahmen formulieren.

Außerdem gibt der MDK vor auf welche Bereiche sich das Pflegeziel beziehen sollte (Auch das habe ich bereits oben beschrieben). Du solltest das Pflegeziel auf den **Zustand** des Pflegebedürftigen, auf sein **Können**, auf sein **Wissen**, auf sein **Verhalten** und auf sein **Wollen** beziehen.

Eine Unterteilung der Ziele in Nah- und Fernziele kann richtig und wichtig sein, ist aber keine unbedingte Voraussetzung für den MDK und ist in der Altenpflege auch nicht immer leicht zu realisieren. Diese Unterteilung stellt der MDK nur als Hilfe bei der Formulierung von Pflegezielen dar.

Sehr wichtig für den MDK ist aber eine Priorisierung der Pflegeziele um die wichtigsten Ziele zuerst zu erreichen und dann die weniger wichtigen. Auch hierzu habe ich bereits Beispiele benannt.

Die Formulierung von prioritären Pflegezielen erscheint dem MDK wichtiger als die Festlegung von vielen kleinen Einzelzielen. Der MDK spricht hier von einem Ziel pro Aktivität (AEDL, Grundbedürfnis etc.). Der Grund dafür ist häufig ein einziges zentrales Pflegeproblem als Ursache für viele Einzelprobleme des Pflegebedürftigen. Ich denke aber dass diese Vorgehensweise in der heutigen Zeit wenig Sinn macht, da die Menschen immer älter werden und an mehreren Erkrankungen gleichzeitig leiden. Ich kenne auch keinen einzigen MDK - Mitarbeiter der das prioritäre Pflegeziel in der Pflegeplanung gefordert hat. Am Besten du entscheidest selbst wie du deine Pflegeziele in dieser Hinsicht in die Pflegeplanung bringst.

4 Pflegemaßnahmen

4.1 Maßnahmen planen

Die zwischen Pflegebedürftigen und dir als Pflegefachkraft besprochenen Pflegemaßnahmen werden konkret als Antwort auf folgende W-Fragen formuliert:

„Wer macht wann, was, wie, wie oft, wo und womit?"

Die Formulierung ist dabei so knapp wie möglich und so ausführlich wie nötig.

Oft wird angenommen, dass auch die vom Arzt angeordneten Maßnahmen (z.B. das Verabreichen von Injektionen) in die Pflegeplanung mit einbezogen werden müssen. Vom Verständnis der Pflegeplanung als Entscheidungsprozess kann das aber nicht sein, da die Pflegenden hier keinen Entscheidungsspielraum haben.

In der Pflegeplanung werden nur pflegerische Probleme behandelt. Daher dürfen auch nur pflegerische Tätigkeiten in die Maßnahmenplanung einbezogen werden und keine medizinischen, es sei denn die Pflegeplanung wird im Krankenhaus geschrieben.

Auch das Aufführen von einzelnen Medikamenten in der Pflegeplanung ist grundsätzlich nicht sinnvoll, denn hierfür gibt es den Behandlungspflegeplan oder das Medikamentenblatt. In den Maßnahmen darfst du gern immer wieder auf dieses Medikamentenblatt verweisen. Ein weitere Grund dafür ist auch die Doppeldokumentation, die nicht gern vom MDK gesehen wird. Wird ein Medikament abgesetzt oder die Einnahme verändert so muss dies auch sofort in der

Pflegeplanung geändert werden. Das ist in der Praxis kaum umzusetzen und führt so zu Dokumentationsfehlern.

Durchführung der Pflegemaßnahmen

Nachdem die Pflegemaßnahmen festgelegt wurden, werden sie nun praktisch umgesetzt. Bei der Durchführung läuft der Pflegeprozess noch einmal im Kleinen ab: Die Pflegefachkraft muss das aktuelle psychische und somatische Befinden des alten Menschen wahrnehmen und einschätzen. Eine Fehleinschätzung kann für den Pflegebedürftigen gravierende Folgen haben. Deshalb kommt der Einschätzung auch eine Schlüsselfunktion zu, vergleichbar dem Grundsatz: Ohne richtige Diagnose keine richtige Therapie. Wenn die Situation erfasst ist, wird die Pflegekfachraft im nächsten Schritt ihre geplante Vorgehensweise noch einmal kurz gedanklich durchgehen. Eventuell muss sie vom schriftlich fixierten Pflegeplan abweichen. Nach der eigentlichen Hilfestellung erfolgt eine kurze Überprüfung und zwar unter den Gesichtspunkten, ob die Einschätzung des aktuellen Befindens bzw. die Art der Hilfestellung angebracht und richtig war.

Pflegemaßnahmen kannst du unterschiedlich durchführen. Folgende Möglichkeiten gibt es bei der Durchführung: Eine vollständige Übernahme (VÜ), eine teilweise Übernahme (TÜ), als Unterstützung (U) und als Anleitung oder Beratung sowie Beaufsichtigung (A/B).

4.2 So formulierst du Pflegemaßnahmen!

Wie bereits beschrieben musst du bei der Formulierung der Pflegemaßnahmen möglichst immer die folgende Fragestellung beachten:

„Wer macht wann, was, wie, wie oft, wo und womit?"

Wer? - Die Pflegekraft, die Pflegefachkraft, die Servicekraft, die Betreuungskraft, Angehörige usw.

Wann? - Wenn möglich hier eine genaue Zeit beschreiben wann die Pflegemaßnahme erfolgen soll.

Was? - Was soll als Pflegemaßnahme gemacht werden?

Wie? - Wie soll die Pflegemaßnahme durchgeführt werden? Möglichst genau beschreiben.

Wie oft? - Wie oft wird die Pflegemaßnahme durchgeführt?

Wo? - Wo wird die Pflegemaßnahme durchgeführt?

Womit? - Gibt es Hilfsmittel die bei der Pflegemaßnahme zum Einsatz kommen?

Beispiel:

Sturzprophylaxe (**Was?**) tgl. mit 2 Pflegekräften (**Wer?**) im FD, SD, ND (**Wann?**) bei jeder Gelegenheit (**Wie oft?**) durchführen: Transfers nur mit 2 Pflegekräften, Lagerung, im Bett (**Wo?**), Bettgitterhochstellung auf Wunsch, auf Funktionstüchtigkeit der Hilfsmittel achten, Personenlifter benutzen (2 Pflegekräfte), **(Womit?)** auf Erschöpfungszustände achten, Gesprächsführung, Pat. Sicherheit vermitteln, keine Hektik bei Mobilisation, Notrufklingel immer in Reichweite legen und Herrn ... ermutigen diese zu benutzen **(Wie?)**.

4.3 Was fordert der MDK?

Bei der Formulierung der Pflegemaßnahmen gibt der MDK auch genaue Angaben an. So soll die Pflegemaßnahme so formuliert sein, dass ersichtlich ist: Wer, was, wann, wie oft, wo und wie durchführen soll. Die Pflegemaßnahme ist verständlich, präzise sowie kurz und knapp zu formulieren (Allerdings ist es eher sinnvoller die Pflegemaßnahmen etwas umfangreicher zu beschreiben und nicht zu kurz und zu knapp, da man davon ausgehen muss, dass auch eine neue Pflegekraft die Maßnahmen durchführen können muss ohne den Pflegebedürftigen vorher zu kennen.)

Der MDK sagt auch bei der Maßnahmenbeschreibung dass KEINE medizinische Therapie ausformuliert werden soll. Auf diese Thematik habe ich bereits mehrmals hingewiesen.

Die Maßnahme ist, lt. MDK, eine Handlungsanweisung und somit bindend für alle an der Pflege beteiligten Personen und muss regelmäßig auf ihre Wirksamkeit hin überprüft werden. In begründeten Fällen kann auch von den Maßnahmen abgewichen werden, wenn z.B. der Pflegebedürftige akut erkrankt, oder das Problem behoben ist oder sich verschlechtert hat.

Die Durchführung der routinemäßigen Pflegemaßnahmen soll zeitnah am Tag der Durchführung dokumentiert sein, spätestens jedoch zum Dienstende. Bei abweichenden Pflegemaßnahmen soll die Dokumentation sofort erfolgen.

Der MDK empfiehlt außerdem den Einbezug anderer Berufsgruppen in die Maßnahmenplanung wenn diese an der Pflege maßgeblich beteiligt sind (z.B. Physiotherapeuten etc.)

5 Kommunikation

Hier findest du nun Formulierungshilfen zur Kommunikation.

Zur Aktivität "Kommunikation" gehören folgende inhaltliche Kategorien:

Verbale und nonverbale Kommunikation Sprache, Mimik und Gestik

Wichtig hierbei der Grundsatz: "Man kann NICHT NICHT kommunizieren" - das bedeutet dass jeder Mensch immer irgendwie kommuniziert ob durch Sprache oder durch seine Körperhaltung...

Sehen, hören und fühlen

Auch Hilfsmittel wie Hörgerät, Brille oder Sprechaufsatz bei Trachealkanülen gehören hier mit dazu.

Lesen und schreiben

Kann der Pflegebedürftige Lesen und / oder schreiben?, Benötigt er hierfür Hilfsmittel, wie Lupe oder Stifte mit extra breitem Griff?

Denken, Konzentration und Bewusstsein

Ist der Pflegebedürftige bei Bewusstsein?, Kann er sich auf bestimmte Sachverhalte konzentrieren?, Sind die Denkabläufe logisch und nachvollziehbar?

Orientierung

Ganz wichtig bei Demenz: Orientierung zur Person, zur Situation, zum Ort und zur Zeit .

Kontaktfähigkeit, Privatsphäre und soziales Verhalten

Wie steht der Pflegebedürftige zu körperlicher und / oder geistiger Nähe und Distanz?, Kann er Kontakt zu anderen Menschen aufbauen und halten?, Wie ist sein Verhalten gegenüber anderen Personen?

Stimmungslage

Ist der Pflegebedürftige depressiv oder übermäßig euphorisch?

Teilweise findest du in den Formulierungshilfen auch Pflegediagnosen. Diese sind mit „PD" gekennzeichnet.

5.1 Mögliche Probleme:

P: Bew hat eingeschränkte Hörfähigkeit und lehnt Hörgeräte ab PD: Auditive Wahrnehmungsstörung E: Aufgrund des Alters S: Geräusche und Gespräche kann sie nur eingeschränkt wahrnehmen
P: Bew hat eine leichte Sehschwäche und benötigt eine Lesebrille PD: Optische Wahrnehmungsstörung E: Aufgrund des Alters S: Bew benutzt zum Lesen eine Lesebrille
P: Bew kann nur zeitlich begrenzt einem Gespräch konzentriert folgen E: Wahrscheinlich aufgrund der Diagnose (psychovegetatives Syndrom) S: Bew ist bei einem Gespräch einige Minuten konzentriert und wendet sich später vom Gesprächspartner ab.
P: Pat hat eingeschränkte Hörfähigkeit E: Aufgrund des Alters S: Geräusche und Gespräche kann sie nur eingeschränkt wahrnehmen
P: Pat hat eine Sehschwäche und benötigt eine Brille E: Aufgrund des Alters S: Pat kann Gegenstände und Personen nur schlecht erkennen
P: Pat kommuniziert nicht verbal E: Wahrscheinlich aufgrund der Diagnose (Demenz) S: Patspricht kein Wort auch nicht auf Anfrage
P: Pat ist „Zur Zeit" desorientiert E: Aufgrund der Diagnose (Demenz) S: Pat kann nicht einschätzen welche Uhrzeit es ist
P: Pat ist „zum Ort" desorientiert E: Aufgrund der Diagnose (Demenz)

S: Pat weiß nicht wo sie sich zur Zeit aufhält
P: Pat ist „Zur Person" nicht orientiert E: Aufgrund der Diagnose (Demenz) S: Pat kann nicht sagen wer sie ist und wie sie heißt
P: Pat ist „Zur Situation" nicht orientiert E: Aufgrund der Diagnose (Demenz) S: Pat kann die aktuelle Situation nicht einschätzen und beschreiben
P: Bew kann sich aufgrund einer Aphasie nur schwer äußern – kann oft nicht die Worte sagen die Bew meint. Das Sprechen in ganzen, zusammenhängenden Sätzen fällt Bew schwer.
P: Pat kann aufgrund seiner Erkrankung und einer vorhandenen Trachealkanüle nicht verbal kommunizieren.
Pat antwortet, bedingt durch starker Demenz, sehr verwaschen und kurz
Pat hat aufgrund einer Lähmung starke Kommunikationseinschränkungen, Pat kann sich kaum verbal oder nonverbal äußern
Pat ist heiser bedingt durch - Erkältungskrankheit - Stimmbruch - nach Intubation
Pat kann die deutsche Sprache nicht verstehen
Pat spricht langsam, äußert sich aber verständlich und weiß im Allgemeinen was er will
Bew ist in der Kontaktaufnahme zu anderen Menschen eingeschränkt, da die fehlende Mimik die Kommunikation wesentlich beeinflusst
Pat traut sich nicht zu sprechen aufgrund schlecht sitzendem Zahnersatz
Akustisch kann Pat das Gesprochenes nicht immer verstehen, ein vorhandenes Hörgerät lehnt er ab
Pat leidet tageszeitlich unter Sehstörungen als Folge der Nebenwirkungen der Medikamente
Trockenheit des Auges aufgrund eines mangelnden Tränenflusses

Pflegeplanung MDK - gerecht

Pat zeigt zeitweise psychotische Phänomene (Halluzinationen, situative Desorientierung) aufgrund medikamentöser Nebenwirkungen
Pat hat Denkstörungen bedingt durch Apoplex, ist dadurch zeitweise zeitlich, örtlich, situativ und personenbezogen nicht orientiert
Pat leidet an Aufmerksamkeit- und Konzentrationsstörungen aufgrund der Nervenschädigungen
Pat leidet unter einer eingeschränkten Merkfähigkeit aufgrund der Amnesie
Störungen des Kurzzeitgedächtnisses bei erhaltenem Langzeitgedächtnis
Pat verfällt teilweise in depressive Phasen, wirkt beim Nichtverstehen verärgert.
Pat zeigt sich häufig missmutig, leicht reizbar und aggressiv als Folge der Wesensveränderung und fehlender Krankheitseinsicht
Das "Suchen" nach Wörtern überfordert den Pat oft, ist dann schnell gereizt und verärgert
Pat ist nicht mehr in der Lage, selbständig etwas niederzuschreiben aufgrund der ausgeprägten Mikrografie

5.2 Mögliche Ressourcen

Bew kann sich verbal und nonverbal äußern
Bew kann hören, sehen, riechen, fühlen, schmecken
Pat kann laute Geräusche und Gespräche wahrnehmen
Pat benutzt Brille sinngemäß
Angehörige können Pat den gesamten Tag an die Uhrzeit erinnern. Medien (Radio/Fernsehen) sind vorhanden
Pat lebt in Ihrem Zuhause zusammen mit Angehörigen
Bew hört auf dem rechten Ohr besser
Bew setzt Lesehilfe sinngemäß ein
Mit Reaktionen der Mimik und der Gestik, sowie

Stimmlageveränderungen zeigt Herr ..., dass er Geräusche und Berührungen wahrnimmt
Bew kann über alle Sinne vollständig verfügen
Bew versteht und spricht einige Worte
Bew kann kurze Antworten geben (ja/nein)
Bew kann hören und Körperkontakt wahrnehmen
Bew akzeptiert Hilfsmittel (Radio, Fernseher)
Frau ... akzeptiert ihr Kommunikationsdefizit
Frau ... kann Wünsche und Bedürfnisse äußern
Sie kann sich sehr gut verständlich machen. Sie nutzt auch die Rufanlage.
Sie kann das Gesprochene altersbedingt gut hören und auch umsetzen.
Sie nimmt Geräusche in ihrer Umgebung sensibel war.
Bew akzeptiert Hilfestellung und Anleitung
Pat beherrscht Fremdsprachen
Pat drückt seine Gefühle aus, so dass er verstanden werden kann.
Pat kann schreiben und sich dadurch mitteilen
Kommunikation uneingeschränkt möglich, Pat kann adäquat auf äußere Bedingungen und deren Veränderung reagieren, kann Wünsche zum Ausdruck bringen und realisieren
Pat teilt sich nonverbal durch Finger heben und Faust ballen mit
Gute Verständigung durch Gebärdensprache möglich
Pat ist kooperativ, aufgeschlossen, stellt viele Fragen zu seiner Erkrankung
Pat hat Angehörige die in den Gesprächen einbezogen werden, unterhält sich mit Pflegepersonal
Pat kann von den Lippen lesen
Pat akzeptiert Sprachtherapie (Logopädie)
Pat erkennt Orientierungshilfen
Pat ist in vertrauter Umgebung orientiert
Pat erinnert sich an frühere Gegebenheiten

(Langzeitgedächtnis)
Pat benutzt immer sein Hörgerät
Pat kann mit Hilfsmittel umgehen und wendet sie sinngemäß an

5.3 Mögliche Ziele

Brille ist angepasst und auf Sehstärke eingestellt
Bew fühlt sich verstanden
Fühlt sich von Pflegepersonal und Bewohnern akzeptiert, angenommen und verstanden
Kann Wünsche und Bedürfnisse äußern
Eine Nonverbale Kommunikation ist gewährleistet.
Sehschwäche ist kompensiert
Bew ist örtlich, persönlich, zeitlich und situativ orientiert
Zahnprothese ist in einem einwandfreiem Zustand und angepasst
Frau ... hat Kontakt zu Mitmenschen und Bewohnern
Fähigkeiten sind erhalten und gefördert
Wünsche und Bedürfnisse sind bekannt / wahrgenommen und akzeptiert
Unruhezustände sind vermieden
Bew nimmt Tageszeit wahr
Pat erfährt mehr Selbstsicherheit durch verbessertes Sprachvermögen
Pat kann Gefühle und Ängste deutlich machen
Pat kann individuelle Wünsche und Abneigungen äußern
Pat kann sich dem Pflegepersonal in normaler Umgangssprache mitteilen
Die Wortfindungsstörungen sind vermindert
Die verbale und nonverbale Kommunikation ist gefördert und Verständigung ist sichergestellt
Pat verständigt sich mit Hilfe von Gestiken und Mimiken die

vom Gesprächspartner verstanden sind.
Motivation ist erhalten und gefördert. Selbstvertrauen / Selbstwertgefühl ist gestärkt
Pat hat soziale Kontakte zu anderen Menschen
Intaktes Sehvermögen ist erhalten
Pat kann sich zeitlich im Tagesablauf einordnen
Orientierung ist durch Realitätsorientierungstraining und Gespräche verbessert
Möglichkeiten der Validation sind gefunden
Pat versteht die mitgeteilten Informationen und Anleitungen
Pat hat Freude am Leben
Pat akzeptiert Hilfe bei der Benutzung des Hörgerätes/der Brille
Pat benutzt Hilfsmittel (Radio, Fernseher) und geht mit diesen sicher und sachgerecht um
Selbständigkeit und individuelle Lebensqualität ist wiedergewonnen
Wünsche und Bedürfnisse des Pat sind bekannt und werden wahrgenommen / verstanden

5.4 Mögliche Maßnahmen

Bew möglichst deutlich und von vorn ansprechen
Bew trotz Ablehnung von Hörgeräten immer wieder zu diesen Hilfsmitteln beraten und Vorteile aufzeigen
Bew bei Gesprächen am Tisch so sitzen lassen, dass sie mit der rechten Seite „zum Geschehen" sitzt
Regelmäßige Arztbesuche bzw. Hörtests durchführen lassen
Ablehnende Haltung der Bew akzeptieren
Brille regelmäßig jeden Tag und bei Bedarf reinigen. Brille dabei auf Intaktheit prüfen (Scharniere, Schrauben, Gläser, Gestell)
Ca. halbjährlich Bew anbieten beim Optiker einen Sehtest durchzuführen und die Brille auf Passgenauigkeit überprüfen

zu lassen
Gespräche die viel Zeit brauchen in mehrere Teile trennen. Bew vor einem Gespräch fragen ob Sie sich gut fühlt und ob sie in dem Moment ein Gespräch führen möchte. Bew. im Gespräch Zeit lassen und auf eine ruhige und entspannte Umgebung achten.
Bew. selbst erzählen lassen, durch das Stellen von „offenen" Fragen die nicht einfach mit „Ja" oder „Nein" beantwortet werden können.
Ablehnung der Bew. zu einem Gespräch nicht negativ bewerten und Mitbewohner aufklären.
Pat immer genau erklären was man von ihr möchte bzw. welche Maßnahmen man an ihr durchführt
Möglichst geschlossene Fragen stellen (Fragen die nur mit „Ja" oder „Nein" beantwortet werden können) und auf verbale oder nonverbale Reaktionen achten.
Angehörige bei wichtigen Fragestellungen mit einbeziehen Beratung der Angehörigen und der Pat. zur Kommunikation
Uhr und Kalender in Sichtweite der Pat platzieren (lassen). Angehörige zum Problem beraten und mögliche Maßnahmen aufzeigen (+ Dokumentation) Medien stets zu bestimmten Uhrzeiten zur Verfügung stellen (z.B. Nachrichten um 12 Uhr im Radio und Nachrichten um 20 Uhr im Fernsehen)
Pat jeden Morgen und Abend den genauen Aufenthaltsort nennen und beschreiben. Angehörige bitten der Pat auch immer wieder im Laufe des Tages den aktuellen Aufenthaltsort beschreiben, Fotos von der Umgebung zeigen, evtl. Spaziergänge
Pat immer mit ihrer Anrede und ihrem Nachnamen ansprechen. (Manchmal reagieren Demenzerkrankte aber auch nur auf ihren Vornamen...) Angehörige beraten, Pat mit ihrem gewohnten Namen (auch Spitznamen) ansprechen, wie all die Jahre vorher auch. Wenn Pat auf einen Namen

offensichtlich reagiert die Angehörigen bitten dies dem Pflegepersonal mitzuteilen. Pflegepersonal entscheidet dann zusammen mit den Angehörigen ob die Pat auch weiterhin mit diesem Namen angesprochen werden kann.
Pat in jeder neuen Situation diese erneut erklären. Pat deutlich aber ruhig ansprechen. Pat Sicherheit in jeder Situation vermitteln
Initialberührung durchführen (Bew vor dem Ansprechen von vorn an Schulter oder Oberarm berühren)
Mit Bew Übungen zum Hören und Sehen durchführen (Musik hören und Musikstücke raten, Zeitungen, Bücher oder Zeitschriften lesen
Bew bei der Wortwahl bei Bedarf unterstützen indem ihr bei Wortfindungsstörungen Vorschläge gemacht werden
Ruhig auf Bew eingehen und bei erschwerter verbaler Kommunikation Bew zum bedachten Sprechen anleiten und motivieren
Tagesstrukturierende Kurzgespräche führen
Zahnarzt bezüglich der defekten Zahnprothese zu Rate ziehen
Logopäden hinzuziehen
Hände an die im Tagesablauf nützlichen Gegenstände führen und Erklärungen geben. Ebenso natürlich im Zimmer.
Bewohnerin wird die Teilhabe am Leben auf dem Wohnbereich und in der gesamten Einrichtung ermöglicht.
Bew. durch validierende Gespräche beruhigen und Vertrauen schenken
Mit Logopäden Sprachübungen entwerfen die das PP jederzeit durchführen kann
Pat anregen an jeder Veranstaltung die im Hause angeboten wird, teilzunehmen. Mit dem Besuchskreis Kontakt aufnehmen
Pat zur selbständigen Übernahme von Tätigkeiten motivieren und auf Durchführung achten
Sinnstiftende Beschäftigung finden, die sich am

Altzeitgedächtnis und der »alten Rolle« des Pat orientiert
Biografiearbeit mit Hilfe der Angehörigen durchführen
Gestaltung des Umfelds so, dass Pat über die betroffene Seite angesprochen wird
Beim Betreten des Zimmers stellt sich die Pflegekraft mit Namen vor und erklärt den Zweck des Besuches
Zimmer und der Wohnbereiche jahreszeitlich gestalten. An Themen und Materialien orientieren, die Bedeutung für Pat haben.
Spiele spielen, die das Gedächtnis und die Konzentration fordern ohne zu überfordern
Anbieten von Papier und Schreiber, damit Wünsche aufgeschrieben werden können
Merkzettel mit Wegbeschreibung, Adresse etc. in Mantel- oder Handtasche stecken

6. Bewegung / Mobilität

Hier findest du nun Formulierungshilfen zur Bewegung bzw. zur Mobilität.

Zur Aktivität "Bewegung / Mobilität" gehören folgende inhaltliche Kategorien:

Mobilität und Beweglichkeit

Ist der Pflegebedürftige mobil?, Sind seine Gelenke beweglich?, Benötigt er Hilfsmittel?, Kann er seine Lage im Bett verändern?

Bewegungsablauf, Gangbild und Bewegungsbewusstsein

Ist der gesamte Bewegungsablauf natürlich?, Hat der Pflegebedürftige ein sicheres Gangbild?, Ist sich der Pflegebedürftige seiner Bewegungen voll bewusst oder führt er Bewegungen unwillkürlich aus?

Feinmotorik, Koordination und Muskeltonus

Kann der Pflegebedürftige auch kleine Gegenstände anfassen und natürlich bewegen?, Führt er Bewegungen koordiniert durch oder sind die Bewegungen teilweise unnatürlich?, Sind Muskeln versteift oder verkrampft? Zittert der Pflegebedürftige so stark, dass seine Beweglichkeit eingeschränkt ist?

Mögliche Gefahren und Therapie

Dekubitusgefahr, Kontrakturengefahr, Sturzgefahr etc.? Ist der Pflegebedürftige motiviert bei Therapien mitzumachen? Kann er dies geistig?

Teilweise findest du in den Formulierungshilfen auch Pflegediagnosen. Diese sind mit "PD" abgekürzt.

6.1 Mögliche Probleme

PD: Beeinträchtigte körperliche Mobilität E: Aufgrund Schenkelhalsfraktur 2007 und folgende Bettlägerigkeit S: Bew kann Beine nur schwer und langsam bewegen.
PD: Beeinträchtigte Transferfähigkeit E: Aufgrund der eingeschränkten Mobilität S: Bew kann sich nicht allein in den Rollstuhl oder an die Bettkante mobilisieren
PD: Gefahr der Kontraktur E: Aufgrund der eingeschränkten Mobilität
PD: Gefahr einer Thrombose E: Aufgrund der eingeschränkten Mobilität
PD: Gefahr eines Dekubitus E: Aufgrund der eingeschränkten Mobilität
PD: Sturzgefahr E: Aufgrund der eingeschränkten Mobilität
P: Bew ist bewegungseingeschränkt PD: Beeinträchtigte körperliche Mobilität E: Aufgrund von Schmerzen im Rücken (Diagnose: Osteoporose) S: Bew ist in allen Bewegungen verlangsamt und äußert Schmerzen
P: Bew ist hoch sturzgefährdet PD: Beeinträchtigte Gehfähigkeit E: Aufgrund Schmerzen, Unsicherheit durch vergangene Stürze, unzureichende Körperbalance und der Diagnosen S: Bew lehnt das Gehen längerer Strecken ab, bzw. nutzt Rollator, Oberkörper ist beim Gehen nach vorn gebeugt
P: Bew benötigt Hilfe beim Aufstehen aus dem Bett sowie beim Zubettgehen PD: Beeinträchtigte Transferfähigkeit E: Aufgrund Schmerzen, Unsicherheit und der Diagnosen

S: Bew kann nur unter größter Anstrengung und unter Schmerzen ins Bett gehen oder das Bett verlassen
P: Pat ist stark bewegungseingeschränkt E: Aufgrund von Kontrakturen und der Diagnose Demenz S: Pat bewegt sich selbstständig nur in sehr geringem Maße
P: Pat hat Kontrakturen in den Händen E: Aufgrund der eingeschränkten Mobilität S: Pat bewegt die Hände und Finger nicht
Pat hat einen trippelnden, schlurfenden Gang aufgrund der Erkrankung und ist aus diesem Grund stark sturzgefährdet.
Pat bewegt sich zunehmend langsamer und steifer als Folge der Bewegungsstörungen
Pat ist aufgrund seines Krankheitsbildes nicht mehr in der Lage ohne Hilfe eigenständig, koordinierte Bewegungen durchzuführen. Körperlicher Abbauprozess ist erkennbar.
Die Bewegungen von Pat sind wegen des Parkinsons, schwunglos, er bleibt spontan stehen.
Pat hat teilweise Bewegungseinschränkungen in der linken Hand, und im linken Oberarmbereich, kann diese nur eingeschränkt nutzen, um keine Schmerzempfindungen zu haben.
Pat ist aufgrund seiner Diagnosen nicht in der Lage selbstständig zu Gehen oder zu Stehen und somit an der Rollstuhl gebunden
Pat ist eingeschränkt in ihren Bewegungen durch das Tragen einer Hüftorthese aufgrund Hüft TEP links
Pat ist in der Beweglichkeit eingeschränkt durch Drainagen, Infusionsleitungen, Magensonde, Verbände, Schienen
Pat ist in seiner Bewegung eingeschränkt. Der venöse Rückfluss ist reduziert. Gefahr der Thrombose.
Pat kann durch Kontrakturen in beiden Beinen und in den Füßen nicht selbstständig gehen
Pat neigt dazu dass sie sehr schnell Dekubiti 1 Grades entwickelt. Dies geschieht sobald sie länger als 2 Stunden auf einer Hautpartie liegt

Bewegung ist eingeschränkt. Braucht stets Rollator. Für größere Strecken braucht sie ein Rollstuhl und kann sich mit diesem alleine nicht fortbewegen.
Linke Hand Bewegungseingeschränkt durch Fraktur von Radius und Ulna nach Sturz aus Bett
Pat kann aufgrund ihrer Arthrose sehr schlecht greifen
Pat benötigt Hilfe bei der Mobilisation, da er durch die halbseitigen Lähmung links sein Gleichgewicht nicht halten kann. (Neglect)
Pat ist auf Hilfe bei der Mobilisierung angewiesen, da er sich nicht überlasten darf.
Pat muss alle 2-3 Std. nach Bewegungsplan bewegt werden. Hat einen Wert von 10 auf der Bradenskala.
Der Transfer des Pat aus dem Stand vom Rollstuhl auf die Toilette und umgekehrt ist erschwert, da der Pat an einer Streckspastik im Beckenbereich leidet
Pat leidet an einer Halbseitenlähmung und kann sich nicht im Bett drehen.
Pat hat spastisches Beugemuster - Arm nach innen rotiert - Arm im Ellenbogen gebeugt - Daumen liegt in der Handfläche - Bein im Knie gebeugt - Spitzfußstellung - Kopf neigt zur Überstreckung nach hinten - Körper in Embryostellung
Pat leidet seit 7 Jahren unter neurologischen Störungen. Aufgrund dessen entstehen unkontrollierte Spastiken.
Pat ist sturzgefährdet wegen der eingeschränkten Sehfähigkeit und Gangunsicherheit aufgrund der Retinopathie und der Polyneuropathie
Die Gefahr einen Dekubitus zu erleiden ist wesentlich erhöht, da der Pat an Sensibilitätsstörungen leidet. Er bemerkt ggf. keine Schmerzen und Druckstellen
Es besteht die Gefahr einer Pneumonie durch die Immobilität der stärker gelähmte Seite und die Aspiration.
Pat hat einen verstärkten Bewegungsdrang aufgrund der Demenz, ist auch bei den Mahlzeiten teilweise nicht in Lage sitzen zu bleiben

Pat ist aufgrund ihrer Immobilität auf einen Pflegerollstuhl angewiesen und kann sich nicht mit diesem alleine fortbewegen
Aufgrund einer Hautunverträglichkeit führen die Kompressionsstrümpfe zu Juckreiz. Pat fühlt sich nicht wohl.
Pat darf aufgrund einer arteriellen Gefäßerkrankung nur eine bestimmte Strecke gehen.
Pat hat nach einem Sturz schwere Prellungen erlitten, klagt noch immer über Schmerzen im Lendenwirbelbereich

6.2 Mögliche Ressourcen

Nach Anleitung und Motivation kann Pat kleinere gezielte Bewegungen ausüben und kurz stehen
Pat und Angehörige sind über die Risiken von Kontrakturen aufgeklärt und beraten
Pat und Angehörige kennen das Risiko und arbeiten bei den Prophylaxen aktiv mit
Pat und Angehörige kennen das Risiko und wirken der Sturzgefahr entgegen
Bew ist mobil und bewegt sich regelmäßig
Bew fühlt sich im Beisein der Angehörigen sicher und läuft sicher mit dem Gehstock, Bew geht mit Hilfsmittel sicher, Bew erkennt Sturzrisiken und kann Hilfe anfordern
Bew ist nicht kontrakturengefährdet da sie sich regelmäßig bewegt und mobil ist
Bew ist nicht dekubitusgefährdet da sie ihre Position selbst umfassend verändern kann und mobil ist.
Herr ... kann Arme, Kopf, und OK uneingeschränkt bewegen.
Herr ... wird am Vormittag und am Nachmittag im Pflegeheim für einige Stunden in den Rollstuhl mobilisiert.
Herr ... kann bei Transfers in den Rollstuhl oder ins Bett für einen kurzen Moment mit Hilfe stehen.
Herr ... hat eine intakte Haut.

Die Wechseldruckmatratze, Lagerungskissen, sowie die Lagerung durch die Pflegekraft und die Ehefrau akzeptiert Herr ...
Herr ... signalisiert beim passiven Durchbewegen der Gelenke mit Nachlassen der Spastiken, dass er die Mobilität und die passive Durchbewegung der Gelenke akzeptiert.
Durch langsames mobilisieren der Gelenke, lassen sich Arme und Beine um 30 Grad strecken.
Bew erhält 2-mal in der Woche Physiotherapie
Bew läuft viel mit Mitbewohnerin umher. Mitbewohnerin motiviert Bew immer zur Bewegung, da sie selbst sehr aktiv ist.
Bew hat einen funktionsfähigen Rollator mit dem er sicher geht
Pat kann Gesichtsmuskulatur mimisch verändern
Bew. akzeptiert den Transfer mit dem Lifter
Frau ... kann Mikrobewegungen durchführen
Frau ... ist motiviert ihre Bewegungsmöglichkeit zu verbessern
Frau ... hat ihre Krankheit akzeptiert
Bew. hat orthopädisches Schuhwerk
Bew kann im Rollstuhl sitzen und Körperlage halten
Pat lässt sich in seinem Gang korrigieren.
Pat kann Arme und Beine selbständig bewegen, kann Aufforderungen zu Bewegungsabläufen teilweise nachkommen.
Pat kann auf Anforderung die Hand drücken und wieder loslassen
Pat bewegt sich, geht tägl. 60 Min. spazieren
Pat äußert Wunsch nach Lageveränderung
Pat kann trotz Fingerzittern wichtige Dinge des täglichen Leben verrichten
Pat kennt Spastik auslösende Faktoren und vermeidet diese
Pat will die Sturzangst überwinden

Pat kontrolliert täglich ihre Füße auf Druckstellen u. Verletzungen

6.3 Mögliche Ziele

Pat und Ehefrau sind über das Dekubitusrisiko informiert und wenden prophylaktische Maßnahmen an.
Die bestehende Beweglichkeit des Pat ist erhalten.
Der venöse Rückfluss ist auch im Liegen gewährleistet.
Herr ... ist in seiner Mobilität nicht weiter eingeschränkt. Ressourcen sind erhalten und gefördert.
Transfers vom Bett in den Rollstuhl und zurück sind sicher durchgeführt. Herr ... fühlt sich dabei sicher.
Mobilisation nach individuellen Wünschen ist gewährleistet
Bew geht sicher mit dem Rollator
Bew hat angepasste und intakte Hilfsmittel
Die Muskelkraft und Beweglichkeit der Gelenke ist erhalten
Frau ... kann ihre täglichen Verrichtungen selbstständig durchführen
Kontrakturrisiko ist gesenkt
Pat hat keine Schmerzen
Die physiologische Stellung und Funktion aller großen und kleinen Gelenke ist erhalten
Bew. kann mit Hilfe von zwei Pflegekräften kurze Zeit stehen
Bew. kann selbstständig Mikrobewegungen durchführen
Bew kann Kopf mit Einschränkungen bewegen
Bew bewegt sich in individuellem Maße ausreichend
Pat erkennt teilweise die Notwendigkeit für Bewegungsabläufe beim An- und Auskleiden
Pat hat einen harmonischen Bewegungsablauf
Pat kann Bewegungen selbstständig einleiten
Pat kennt eine Bewegungstechnik und wird beim Aufsitzen unterstützt

Pat akzeptiert die Beeinträchtigung. Die Beweglichkeit ist gefördert.
Pat bewegt sich ausreichend und betätigt seine Muskelpumpe
Die Beweglichkeit von Gesichts-, Lippen- und Zungenmuskeln ist unterstützt und gefördert
Die vorhandene Selbstständigkeit in der Bewegung von Armen, Kopf und Oberkörper ist erhalten
Pat führt Aktivitäten im Rahmen seiner Möglichkeiten und Bedürfnisse selbstständig aus
Pat kann das Bett ohne Hilfe der Pflegekräfte verlassen.
NZ: Pat kann bis zum 20.03.14 zur Grundpflege ins Bad mit dem Rollator gehen
FZ: Pat kann selbstständig mit Hilfe des Rollators die Einrichtung verlassen und wieder aufsuchen.
NZ: Pat akzeptiert Lagerung nach Bobath
FZ: Pat kann seine Körperlage selbstständig verändern
Pat kennt Spastik reduzierende Bewegungsmuster und kann diese einsetzen
Verloren gegangener Muskeltonus ist wieder aufgebaut
Pat hat einen sicheren Stand
Pat hat intakte Haut
Pat ist nicht sturzgefährdet
Pat ist über Gefahren und mögliche Folgeschaden informiert
Pat kennt Maßnahmen, um die Durchblutung zu verbessern und wendet sie an
Pat beachtet seine stärker gelähmte Seite
NZ: Verständnis des Pat dass er alleine erst mal nicht laufen kann
Pat kann Thromboseprophylaxestrümpfe bis zum......allein an- und ausziehen
Pat kann sich mit Hilfe seines Rollstuhls frei bewegen.
Pat lernt bis zum .... den sachgemäßen Umgang mit dem Rollator

Pat arbeitet sinnvoll mit Angehörigen und Bezugspersonen zusammen
Pat ist über Maßnahmen informiert und zu Bewegungsübungen motiviert
NZ: Die Wohnung des Pat ist dem Krankheitsbild entsprechend gestaltet
FZ: Das Umfeld des Pat ist dem Krankheitsbild entsprechend gestaltet
NZ: Die Wundumgebung ist intakt
FZ: Die Wunde ist verheilt und die Haut ist intakt

6.4 Mögliche Maßnahmen

Sturzprophylaxe durchführen: 1. Monatlich und bei Bedarf (nach einem Sturz) das Sturzrisiko einschätzen und Mobilitätstest nach Tinetti durchführen. Bei Abweichungen Arzt benachrichtigen. 2. Gefahrenquellen wie z.B. Teppichkanten, Kabel etc. möglichst beseitigen. 3. Bew zum Benutzen des Rollators anleiten und motivieren. 4. Bew über mögliche Gefahren aufklären. 5. Bew über mögliche Folgen eines Sturzes aufklären. 6. Bew möglichst immer begleiten. 7. Bew zum richtigen Gehen anleiten. (PFK, PK, BK)
Bew mit der Funktion des Hilfsmittels immer wieder vertraut machen und Funktionen erklären (Bremsen etc.)
Möbel und Gebrauchsgegenstände so aufstellen, dass sie nur über die gelähmte Seite sichtbar und erreichbar sind
Physiotherapie 2-mal wöchentlich durchführen. PK führen bewegungsfördernde Übungen mit Herrn ... durch: Arme kreisen, Kopf kreisen, Fangspiele (Ball fangen) etc. Wenn möglich und wenn von Herrn ... gewünscht, Mobilisation mit 2 PK in den Rollstuhl.
Transfers Bett -> Rollstuhl, Rollstuhl -> Bett nur mit 2 PK durchführen. Beide PK geben Herrn ... beim Transfer halt und unterstützen ihn ruhig beim Transfer. Auf

Erschöpfungszustände achten! à Sturzgefahr!
Rollstuhl regelmäßig, jedoch mindestens 1-mal wöchentlich auf Funktion und Intaktheit überprüfen (Bremsen, Räder, Sitz und Lehne, Fußstützen, Rahmen)
Kontrakturenprophylaxe tgl. im FD, SD, ND durchführen (Mobilisation, aktive und/oder passive Bewegung, Durchbewegung aller großen und kleineren Gelenke, Physiotherapie, auf Schmerzen bei der Bewegung achten, Massagen anbieten, Bew zur aktiven Mitarbeit ermuntern, darauf achten dass die Bettdecke nicht auf den Füßen liegt, Decke hinter Füße legen, Gegendruck an den Füßen erzeugen, tgl. Übungen der Füße durchführen -> Füße kreisen, strecken, anziehen etc.)
Thromboseprophylaxe tgl. im FD, SD, ND durchführen (Mobilisation, Anregung der Muskelpumpe, Injektion tgl. nach ärztlicher Anordnung, Ausstreichen der Beine tgl. bei der Grundpflege, Hochlagern der Beine, Gymnastik, Physiotherapie, Kompressionsverbände nach Arztanordnung vor jeder Mobilisation anlegen)
Dekubitusprophylaxe tgl. im FD, SD, ND durchführen (Lagerung rechts, links, Rücken, Mobilisation, Einsatz der Antidekubitusmatratze (ADM), auf ordnungsgemäße Einstellung der ADM achten, ausgewogene Ernährung, ausreichend Flüssigkeit, tgl. Hautbeobachtung (Fingertest))
Sturzprophylaxe tgl. mit 2 PK im FD, SD, ND durchführen (Transfers nur mit 2 PK, Lagerung, Bettgitterhochstellung auf Wunsch, auf Funkionstüchtigkeit der Hilfsmittel achten, evtl. Personenlifter benutzen (2 PK), auf Erschöpfungszustände achten, Gesprächsführung, Pat. Sicherheit vermitteln, keine Hektik bei Mobilisation, Notrufklingel immer in Reichweite legen und Herrn ... ermutigen diese zu benutzen)
Bew nur Stühle mit Armlehnen anbieten an denen sie genug Halt findet um sich hinzusetzen und wieder aufzustehen
Bew dazu anleiten größere Schritte zu machen und die Füße nicht auf der Erde entlang schleifen zu lassen. Bew zum

richtigen Gehen am Rollator anleiten und motivieren. Bew dazu ermutigen den Rollator auch im Zimmer zu verwenden
Schmerzmedikamente durch PFK nach ärztlicher Verordnung verabreichen
Pat und Angehörige zu den Folgen und Risiken einer Kontraktur regelmäßig beraten und die Beratung dokumentieren Kontrakturenassessment regelmäßig 1-mal monatlich und bei Veränderungen durchführen
Angehörige über mögliche einfache Maßnahmen zur Prophylaxe beraten (Mikrobewegungen im Rollstuhl, kleinere Positionswechsel usw.)
Bew am Morgen beim Aufstehen aus dem Bett unterstützen und anleiten. Unterstützung in ruhiger Atmosphäre und Vermittlung von Sicherheit durch PK Bew am Abend beim Zubettgehen unterstützen und anleiten. Unterstützung in ruhiger Atmosphäre und PK vermittelt der Bew Sicherheit.
Pat vor der Mobilisation motivieren seine stärker gelähmte Seite in den Bewegungsablauf mit einzuplanen.
Pat zur bewussten Konzentration auf die Körperhaltung und die geplante Bewegung anleiten
Tägliche Beobachtung der Bewegung um Änderung der Bewegungseinschränkung rechtzeitig zu erkennen.
Wenn Pat im Rollstuhl sitzt, werden stets die Fußstützen entfernt, da ansonsten der Oberkörper schlecht aktiv aufrecht gehalten werden kann.
Pat zur selbständigen Übernahme von Tätigkeiten motivieren und auf Durchführung achten
2-stdl. Lagerung (30° Links / 30° Rechts / Rücken), Bei jedem Lagerungswechsel Fingertest durchführen. Bei negativem Fingertest sofort entsprechende Maßnahmen einleiten (Auflagedruck der betreffenden Körperstelle minimieren - bzw. Frei lagern, Hautpflege, ständige Beobachtung und Dokumentation)
Spastikvermeidende Transfertechniken anwenden (Kinästhetik, Einsatz von Liftern)

Dekubitusprophylaxe durchführen: 2x täglich Hautkontrolle während der Körperpflege; Lagerung alle 4 Stunden; Fersen freilagern mit Kissen; Bein in Schaumstoffschiene lagern; Fersenweichlagerung durch Wasser-Handschuhe; 5x täglich Kontrolle der gefährdeten Körperstellen, auf Rötung und Blasenbildung achten, gefährdete Stellen unterpolstern oder freilagern, Wechseldruckmatratze einsetzen, Pat zur selbstständigen Bewegung anleiten und motivieren
Kontinuierliche Übungen mit dem Rollator (PT / PK) damit der Umgang Pat leichter fällt und der Rollator als Hilfsmittel akzeptiert wird
Förderung der Mobilität durch Krankengymnastik und ggf. durch hauseigene Beschäftigungsangebote

7. Vitale Funktionen / Atmung

Hier findest du nun Formulierungshilfen zu den vitalen Funktionen und zur Atmung. (Die Atmung wird hier gesondert aufgeführt, da diese in einigen Pflegemodellen als eigene Aktivität behandelt wird.)

Zur Aktivität "Vitale Funktionen / Atmung" gehören folgende inhaltliche Kategorien:

Atmung

Qualität und Quantität der Atmung, Sputum, Kurzatmigkeit, Hyperventilation, Anfallsleiden, Erkrankungen der Atemwege.

Herz-, Kreislaufsystem und Körpertemperatur

Blutdruck, Puls, Erkrankungen des Herz- Kreislaufsystems, Kann der Pflegebedürftige seine Körpertemperatur physiologisch regulieren? Gibt es akute Erkrankungen die die Körpertemperatur beeinflussen (Erkältung, Grippe etc.)?

Schmerzen

Qualität und Quantität der Schmerzen, Ganz wichtig: Eine subjektive Einschätzung des Pflegebedürftigen über die Schmerzen einholen (z.B. Schmerzskalen).

Diabetes mellitus und mögliche Gefahren

Ist der Bluzucker physiologisch? Kann der Pflegebedürftige

seinen Blutzucker selbst kontrollieren und bei Abweichungen Maßnahmen ergreifen? Kann er Hilfsmittel (Insulinpen, BZ-Messgerät) benutzen? Weiß der Pflegebedürftige um die möglichen Folgeerkrankungen? Wie geht er mit der Erkrankung um?

Teilweise findest du in den Formulierungshilfen auch Pflegediagnosen. Diese sind mit "PD" abgekürzt.

7.1 Mögliche Probleme:

P: Gefahr einer Pneumonie E: Aufgrund der Bettlägerigkeit S: Flache Atmung
P: Bew klagt über Rückenschmerzen PD: Schmerz E: Diagnose Osteoporose S: Beeinträchtigte Mobilität
P: Bew friert leicht PD: Gefahr einer unausgeglichenen Körpertemperatur E: Diagnose psychovegetatives Syndrom, eingeschränkte Bewegungsfähigkeit, Alter S: Bew zieht sich zusätzliche Kleidung an und dreht die Heizung hoch
P: Bew leidet unter Stimmungsschwankungen (regt sich leicht auf) PD: Erhöhter Blutdruck E: Diagnose Psychovegetatives Syndrom S: Hoher Blutdruck, laute Stimme …
Bew unternimmt von allein keine Maßnahmen zur Pneumonieprophylaxe aufgrund der Demenz
Bew kann sich selbstständig nicht mit frischer Luft versorgen, aufgrund der Immobilität
PD: Hyperthermie E: Aufgrund der akuten Erkrankung S: Erhöhte Temperatur, vermehrtes Schwitzen
PD: Beeinträchtigter Gasaustausch, Pneumonie E: Aufgrund der akuten Erkrankung (Pneumonie) S: Starker Husten mit eitrigem, gelblichem, grünem Auswurf, Atemnot und Schmerzen beim Atmen, starkes Schwitzen, süßlich riechender Mundgeruch, schnelle und flache Atmung, Zyanose, hörbare Atemgeräusche (bronchiales Atmen und Rasselgeräusche), Hypotonie

PD: Beeinträchtigte soziale Interaktion E: Aufgrund der akuten Erkrankung und der beeinträchtigten Mobilität S: Pat hat kaum Kontakt zu seinen Angehörigen
Pat atmet durch den Mund. Keine Nasenatmung. Gefahr der Austrocknung der oberen Atemschleimhaut
Pat atmet oberflächlich aufgrund von Schmerzen. Pneumoniegefahr.
Pat benötigt aufgrund einer Muskelschwäche(siehe ärztliche Diagnose) ein Atmungsgerät. Weiterhin benötigt Pat Sauerstoff O2
Pat hat rasselnde / pfeifende Atemgeräusche bedingt durch eine Pneumonie / Pleuraerguss / Infektionen der Atemwege
Pat ist auf Grund seiner postoperativen Schmerzen in seiner Atemmechanik eingeschränkt. Er neigt zur Schonatmung
Pat akzeptiert die monatlichen RR und BZ Kontrollen nicht aufgrund der Erkrankung.
Pat hat verminderte Herzleistung aufgrund einer Erkrankung die sich in Schwindel und Benommenheit zeigt
Pat ist erkennbar kälteempfindlich und friert schnell. Benötigt Hilfe zur Anpassung Kälte- und Wärmeregulierung
Pat leidet unter einem Infekt mit hohem Fieber, dabei ist die Gefahr einer Stoffwechselentgleisung sehr hoch
Pat äußert Schmerzen und Angst aufgrund von Gewebeschädigung
Pat benötigt Anleitung / Unterstützung bei der Messung des BZ und bei der Verabreichung der Injektion aufgrund der körperlichen Einschränkungen.
Seit 7 Jahren ist Pat bettlägerig, Immobil und leidet an eine erhöhte Sputumproduktion aufgrund dessen besteht eine erhöhte Pneumoniegefahr und Aspirationsgefahr.
Pat ist aufgrund der Erkrankung nicht in der Lage selbstständig die Beatmungseinheit und Sauerstoffeinheit zu Bedienen und zu Überwachen
Pat benötigt Hilfe und Anleitung bei der

Medikamenteneinnahme aufgrund der Demenz
Pat läuft Gefahr an einer Augenentzündung durch zu seltenen Lidschlag zu erkranken
Pat verweigert die Einnahme von Medikamenten und begründet dieses Verhalten mit den starken Nebenwirkungen
Pat leidet an einer Mundtrockenheit als Folge der Nebenwirkungen der Medikamente

7.2 Mögliche Ressourcen:

Akzeptiert Maßnahmen, kann zur Mithilfe angeleitet werden
Bew hat eine physiologische Atmung
Bew atmet durch Mund und Nase
Herr ... kennt und akzeptiert das Absaugen des Sputums im Mund-, und Rachenraum
Herr ... merkt wenn ihm zu warm oder zu kalt ist.
Herr ... lässt medizinische und pflegerische Maßnahmen zu
Herr ... kennt das Risiko und macht bei den Prophylaxen aktiv mit
Frau ... kann Atemtechniken anwenden
Frau ... kann Abhusttechniken anwenden
Bewohnerin hat keine aktuellen Probleme bei der Atmung
Bew kann Hilfe anfordern
Bew fühlt ob ihr warm oder kalt ist, kann sich behelfen und Hilfe anfordern
Pat atmet mit Lippenbremse
Pat äußert Bedarf an Sauerstoff
Pat kann mit Einschränkungen umgehen (Aufsetzen bei Atemnot,...)
Pat kennt Methode um Hyperventilation abzubrechen
Pat kennt seine körperliche Belastbarkeit und Fähigkeiten
Pat nimmt an Atemgymnastik u. autogenem Training teil
Pat kennt und nutzt Verhaltensweisen, um das Freihalten der

Atemwege zu verbessern
Pat akzeptiert die monatlichen Vitalzeichen- und Gewichtskontrollen. Kennt Sinn und Zweck dieser Maßnahmen und arbeitet im Rahmen ihrer Möglichkeiten mit.
Pat kennt die Auswirkungen seiner Lebensweise auf seine Erkrankung
Pat nimmt regelmäßig seine Medikamente gegen die Erkrankung ein
Vitalwerte sind im physiologischem Bereich
Pat entscheidet klar und angepasst über Kleidung
Das Wärme- und Kälteempfinden ist ungestört
Pat kennt alternative Strategien wie Lagerung und Atemtechnik gegen Schmerz
Pat spürt Schmerzen und kann diese verbal äußern.
Pat akzeptiert die wöchentliche BZ Kontrolle und Insulininjektion 2 mal täglich.
Pat führt Diabetikertagebuch
Pat isst selbstständig, kann BZ messen, Insulin spritzen und versteht die Zusammenhänge
Pat kennt Folgeerkrankungen
Pat macht vor dem Aufstehen Bettgymnastik
Pat akzeptiert Kompressionsstrümpfe
Pat benutzt Hilfsmittel sachgerecht und benutzt diese täglich.
Pat äußert Wunsch, so schnell wie möglich wieder gesund zu werden
Pat bildet sich zur eigenen Erkrankung weiter
Verschlechterungen des Krankheitsbildes werden durch Pat und Angehörige frühzeitig erkannt

7.3 Mögliche Ziele:

Eine physiologische Lungenbelüftung ist gewährleistet
Pat und Ehefrau sind über die Pneumoniegefahr und die erhöhte Sputumproduktion informiert und wissen damit

umzugehen.
Der Gasaustausch ist im physiologischen Normbereich.
Die Symptome sind beseitigt.
Die Pneumonie ist behandelt und abgeklungen.
Maßnahmen zur Pneumonieprophylaxe sind jederzeit durchgeführt
Bew ist ausreichend mit frischer Luft versorgt
Bew atmet tief durch Mund und Nase
Frau ... kann das Sekret abhusten
Medikamente sind nach ärztlicher Anordnung eingenommen
Der Sauerstoffkonzentrator ist fachlich korrekt bei Bedarf nach ärztlicher Anordnung angewendet
Bew hat ausgeglichene physiologische Körpertemperatur und fühlt sich wohl
Die Ursache der Stimmungsschwankungen ist erkannt und Blutdruck somit im physiologischen Normbereich
Pat äußert Wohlbefinden beim Atmen
Pat besitzt eine intakte Atemschleimhaut
Pat empfindet Erleichterung beim Atmen und Abhusten
Pat kennt Ursachen der Asthmaanfälle und kann sich während eines Anfalls entsprechend verhalten
Pat kennt und beherrscht besondere Atemtechniken
Das Austrocknung der oberen Atemwege ist vermieden
Pat hat keine Bewusstseinsstörungen. Pat erkennt Krisensituationen
Pat kennt Maßnahmen, die die Belastung des Herzens senken und wendet sie adäquat an
Pat kennt Symptome und kann sie äußern.
Herzschwäche ist behandelt und Pat kann damit gut leben
Pat hat Einsicht in die Notwendigkeit, situationsgerechte Kleidung zu tragen
Pat äußert, dass der Schmerz erträglich ist
Pat erhält Medikamente nach ärztlicher Anordnung
Pat kennt schmerzauslösende Faktoren und kann sie

vermeiden
Pat kennt die Symptome einer Unter- bzw. Überzuckerung und greift rechtzeitig ein
Pat erreicht sein Idealgewicht zu einem gemeinsam vereinbarten Zeitpunkt
Pat will bis zu einem gemeinsam vereinbarten Zeitpunkt sein Idealgewicht erreichen
Blutzucker liegt im Bereich der ärztlich vorgegebenen Werte
Pat kennt Infektionsrisikofaktoren und ergreift geeignete vorbeugende Maßnahmen
Verschlechterung des Krankheitsbildes ist frühzeitig erkannt

7.4 Mögliche Maßnahmen:

Atemvorgang und Atemqualität bei jedem Kontakt mit Pat beobachten und bei Auffälligkeiten entsprechend Behandlungsplan intervenieren. Zusätzl. Arztinfo und Dokumentation
Bew tgl. im FD, SD und ND zum tiefen Ein- und Ausatmen motivieren und anleiten
Aktivierende Pflege tgl im FD und SD durch Pflegefachkraft durchführen
Bei Bedarf Herr ... im Mund-, Rachenraum absaugen, dies übernimmt bei Abwesenheit der Pflegefachkraft die Ehefrau, die vom Arzt dazu angeleitet wurde.
Bei starkem Husten mit Auswurf werden Expektorantien nach Arztanordnung verabreicht. Zum Abhusten richtet die PK Herrn ... im Bett auf. Das Abhusten lässt sich auch mittels Einreibungen des Brustkorbes oder Inhalationen fördern. Ggf. verabreicht die PFK schleimlösende Tees oder führt Thoraxvibrationen (auf Kontraindikationen achten) nach ärztlicher Anordnung durch. Abgehusteter Auswurf wird im einem entsprechenden Becher, einer Schale oder Zellstoff entfernt. Herr ... sollte den Auswurf nach Möglichkeit nicht

verschlucken. Das Sputum ist hochinfektiös. Wenn ein Kontakt möglich ist, sollte immer geeignete Schutzkleidung getragen werden, mindestens also Einmalhandschuhe, ggf. Schürze und Schutzbrille. Der Sputumbecher muss stets desinfiziert werden. Ggf. führt die PFK eine Absaugung nach Arztanordnung durch. Verabreichung von Sauerstoff nach ärztlicher Verordnung 2 Liter pro Minute. PFK sorgt für Frischluft, ohne die Raumtemperatur übermäßig abfallen zu lassen. PFK wirkt beruhigend auf Herrn ... ein. Herr ... wird bei Atemnot nicht allein gelassen. PFK lagert Herrn ... entsprechend der aktuellen gesundheitlichen Lage dabei wird zwischen der V- und T-Lagerung, sowie der Dehn- und Seitenlage gewechselt. Insbesondere in der Akutphase wird Herr ... möglichst wenig gestört. Mehrmals täglich Mundpflege. Erhöhung der Luftfeuchtigkeit mittels eines Ultraschallverneblers. PFK sorgt für eine ausreichende Flüssigkeitszufuhr. In der Akutphase muss Herr ... absolute Bettruhe wahren. Danach wird Herr ... frühzeitig im Rahmen seiner körperlichen Fähigkeiten mobilisiert. Alle zwei Stunden ermittelt die PK die Vitaldaten. PFK beobachtet die Ausscheidungen, also Sputum, Stuhl, Urin und Schweiß. PFK führt mit Herrn ... mehrfach täglich Atemübungen durch. Verabreichung von Antibiotika nach ärztlicher AO per Kurzinfusion i.v. alle 12 Stunden 7 und 19 Uhr.

Pneumonieprophylaxe tgl. durch PFK durchführen (FD, SD, ND): Pat nach Möglichkeiten mobilisieren Einreibung (kreisend von außen nach innen) z.B. mit Franzbranntwein oder Lotion (Rücken) bei der Grundpflege, Pat dabei zum tiefen Ein- und Ausatmen anleiten Vermeidung von Zugluft Frischluftzufuhr ermöglichen (Fenster öffnen, Spaziergänge mit Angehörigen oder PP) Witterungsgerechte Kleidung Pat zum Einatmen durch die Nase und Ausatmen durch den Mund anleiten und motivieren Für Pat angenehme Raumtemperatur schaffen Atemvorgang und Atemqualität beobachten und bei Auffälligkeiten intervenieren Gesprächsführung mit Pat und Angehörigen

über die Risiken einer möglichen Pneumonie sowie Maßnahmen die auch die Angehörigen zur Prophylaxe durchführen können + Dokumentation der Beratung Für Pat angenehme Lage im Bett sorgen
RR-Kontrolle nach ärztlicher Anordnung sowie in akuten Situationen durch PFK durchführen Bedarfsmedikation nach ärztlicher Anordnung bei erhöhtem Blutdruck durch PFK verabreichen Psychologen oder Psychiater zum Abklären der Stimmungsschwankungen hinzuziehen (Ein psychovegetatives Syndrom kann auch durch Nahrungsmittelunverträglichkeiten oder psychischen Belastungen entstehen)
Bew wird zur Mobilität durch das PP angeregt. Dabei sollen Überlastungen vermieden werden
Bei Bedarf Inbetriebnahme des Sauerstoffkonzentrators und Sauerstoffgabe nach ärztlicher Anordnung durch PFK + Dokumentation.
Zusammen mit Pat täglich Atemtechniken zur Reduktion der Atemwegsverengung üben (z. B. Lippenbremse, langsam einatmen und kurz die Luft anhalten), ggf. Hilfsmittel wie Atemtrainer einsetzen
Inhalation mit Kamillenblütenabsud, Wärmeanwendung als heißer Tee, Einreibungen mit hyperämisierenden Salben, Brustwickel
Pat am 22.02 auffordern sich bei dem Pflegepersonal zu melden, wenn er Schwindel oder Müdigkeit verspürt.
Pat bekommt tägl. zu den verordneten Uhrzeiten von der Pflegefachkraft seine Medikamente.
Pat nicht überversorgen, ihn vielmehr ermuntern seine eigenen Leistungsgrenzen herauszufinden und vorsichtig, aber stetig zu erweitern
Pat über Möglichkeit zur Reduktion von Übergewicht (z. B. durch Ernährung, Bewegung) beraten
1 x monatliche RR und Pulskontrolle nach ärztlicher Anordnung durch Pflegekraft

Pat zur Mithilfe beim An- und Auskleiden des Oberkörpers motivieren um Ressourcen zu erhalten bzw. zu fördern
Entscheidungen zur Wärmeregulation werden durch Pflegefachkräfte übernommen Terminierung von physiotherapeutischen Leistungen bei starker Schweißabsonderung
Bei Migräneanfall für Ruhe sorgen. Kein Telefonklingeln. Zimmer abdunkeln. Pat sollte versuchen zu schlafen. Kälteanwendung z. B. feuchtkalte Auflagen auf die Stirn oder in den Nacken, evtl. Coolpack
Schmerzprotokoll anlegen (in Absprache mit Arzt und Pat): Pat über die Bedeutung einer genauen Langzeitbeobachtung eingehend informieren.
Auf ein ständiges Wechseln der Injektionsstellen achten, um Verhärtungen und Fettgewebswucherungen zu vermeiden. Am besten nach einem festgelegten Plan spritzen.
Individuellen Ernährungsplan erstellen und kontrollieren: BE nach Anordnung, Verwechslungen ausschließen, wenn Pat nicht alles aufisst, nachfragen; auf Einnahme der Zwischenmahlzeiten achten

8. Körperpflege

Hier findest du nun Formulierungshilfen zur Körperpflege

Zur Aktivität "Körperpflege" gehören folgende inhaltliche Kategorien:

Art und Häufigkeit der Körperpflege

Wie und wie häufig wünscht der Pflegebedürftige die Körperpflege? Welche Einschränkungen hat er bei der Durchführung der Körperpflege? Gibt es biografische Besonderheiten (ganz wichtig besonders bei Demenz)? Denke hier bitte auch an die Nagelpflege, Haarpflege. Welche Hilfsmittel (Duschstuhl, Badewannenlift etc.) benötigt der Pflegebedürftige zur Durchführung der Körperpflege?

Intaktheit der Haut und Schleimhaut

Ist die Haut des Pflegebedürftigen intakt? Gibt es Wunden? hat der Pflegebedürftige Einschränkungen die die Unversehrtheit der Haut gefährden? Sind die Schleimhäute intakt? Auch an Zahnfleisch und Zähne denken. Soor- und Parotitisgefahr?

Teilweise findest du in den Formulierungshilfen auch Pflegediagnosen. Diese sind mit "PD" abgekürzt.

8.1 Mögliche Probleme:

PD: Selbstversorgungsdefizit Körperpflege E: Aufgrund akuter Erkrankung und eingeschränkter Mobilität S: Pat kann sich UK und Rücken nicht selbstständig pflegen.
P: Bew kann Körperpflege nicht vollständig selbstständig durchführen, kann Haare nicht kämmen, kann Maniküre und Pediküre nicht selbstständig durchführen, lehnt das Baden oft ab PD: Selbstversorgungsdefizit Körperpflege E: Eingeschränkte Bewegungsfähigkeit, Körperliche Schwäche, Schmerzen
P: Intertrigogefahr unter den Brüsten sowie im rechten Leistenbereich PD: Gefahr einer Hautschädigung E: Bew kann Körperstellen nicht selbst inspizieren, eingeschränkte Bewegungsfähigkeit, evtl. ungeeignete Kleidung S: Gerötete, geschädigte sowie juckende oder brennende Hautstellen
P: Pat kann Körperpflege nicht vollständig selbstständig durchführen, kann Haare nicht kämmen, kann Maniküre und Pediküre nicht selbstständig durchführen, kann nicht selbstständig baden oder duschen, kann Hautpflege nicht selbstständig durchführen, lehnt Mund- und Zahnpflege ab E: Aufgrund der Immobilität und der Diagnose Demenz
Pat benötigt durch Desorientierung Hilfe bei Körperpflege (genaue Beschreibung)
Pat ist aufgrund der Demenz nicht mehr in der Lage die komplette Körperpflege mit allem dazu gehörigen pflegerischen Maßnahmen selbständig zu übernehmen
Pat ist aufgrund seiner Schmerzlage postoperativ nicht in der Lage sich eigenständig komplett zu waschen.
Pat ist aufgrund von fehlender Motivation erkennbar nicht

mehr in der Lage für seine eigene Körperpflege zu sorgen.
Pat ist in der Fähigkeit sich zu pflegen eingeschränkt, aufgrund der vorhandenen Demenz, kann Aufforderungen nicht selbst nachkommen, erkennt die Notwendigkeit der Körperpflege nicht
Pat ist nicht in der Lage die Grundpflege selbständig durchzuführen, da sie ständig leichten Tremor in der re. Hand hat sowie auch an altersbedingten Kräftemangel leidet.
Pat ist nicht in der Lage, die Zahnpflege selbständig durchzuführen, da er unter einer starken Rumpf- und Kopfataxie leidet. Zudem besteht eine Plegie der Arme.
Pat kann aufgrund der Demenz und der neurologischen Ausfälle den Friseur nicht mehr selbständig besuchen
Pat kann sich den Rücken, Intimbereich und Beine nicht selbst waschen und eincremen aufgrund der kognitiven Beeinträchtigungen
Pat lehnt Duschen oder Baden grundsätzlich ab aufgrund eigener Überzeugung
Durch Desorientiertheit benötigt Pat ständige Hilfe und Überwachung der Körperpflege, Handlungsabläufe müssen durch Pflegekraft erklärt und teilweise komplett übernommen werden
Eine Intimpflege bei Pat durchzuführen ist stark erschwert, da er an einer Adduktorenspastik in Kombination mit einer Streckspastik leidet. Die Beine von Pat sind so sehr verkrampft, dass man sie nicht ohne weiteres voneinander weg spreizen kann
Selbständige und situationsgerechte Entscheidung über Art und Weise der Körperpflege sowie Ausführung dieser Tätigkeiten ist nicht möglich aufgrund der Erkrankung
Pat hat aufgrund trockner Haut oftmals Juckreiz
Pat hat häufig trockene schuppige rote Stellen im Nacken und hinter den Ohren
Pat hat rissige, trockene, warme, rosige Haut, sowie Hornhautschwielen und Druckstellen besonders an Stellen,

die stark druckbelastet sind.
Pat kann aufgrund der Erkrankung Zahnprothesen- und Mundpflege nicht selbständig durchführen
Pat kann die Gebrauchsgegenstände zur Körperpflege (z.B. Handtücher, Waschlappen usw.) schwer festhalten, da die Feinmotorik eingeschränkt ist
Pat akzeptiert nur weibliches Pflegepersonal aufgrund religiöser Überzeugung
Pat hat ein ausgeprägtes Schamgefühl bei der Pflege
Pat kann schwer Anleitung annehmen. Pat braucht das Gefühl selbst entscheiden zu können.
Durch die Kontrakturenfalten in den der Armbeugen, Kniebeugen und im Intimbereich, besteht die Gefahr des Intertrigos.

8.2 Mögliche Ressourcen:

Bew kann Grundpflege selbst durchführen
Bew kann Körperpflege teilweise allein durchführen
Bew kann Wünsche äußern
Bew kann sich den OK vorn selbst waschen und pflegen
Bew kann sich den Intimbereich selbstständig waschen und pflegen
Bew führt Zahnprothesenpflege selbstständig durch
Bew kämmt sich selbstständig
Bew badet gern
Herr ... kann die Pflege des Gesichtes und OK vorn selbstständig durchführen. Herr ... kann sich selbstständig rasieren.
Bew kann Mundpflege nach Anleitung durchführen
Bew ist motiviert die Grundpflege selbst durchzuführen
Pat kann nach Anleitung und Motivation das Gesicht waschen
Bew mag gern Fußbäder

Bew kann die Hände und das Gesicht selbst pflegen sowie je nach Tagesform den Intimbereich. Bew führt Mund- und Prothesenpflege selbst durch. Bew benutzt immer die gleichen Hautpflegeprodukte von Nivea und genießt das tgl. Eincremen. Bew kann Hilfe anfordern und nimmt diese an.
Bew kann Hilfe anfordern und lässt diese zu
Pat hat Angehörige die bei der Grundpflege behilflich sind
Pat ist motiviert mehr Selbstständigkeit bei der Körperpflege zu erlangen
Pat wäscht sich bei guter Tagesform u.a. Gesicht, Hände und Oberkörper vorn sowie Intimbereich, stehend am Waschbecken Hat eigene Körperpflegemittel, übernimmt teilweise selbständig Mundpflege nach Anleitung und Impulsgabe bei verbesserten AZ. Lässt Hautkontrollen zu
Pat achtet selbständig auf Hautzustand
Pat benutzte früher gerne die Lotion von CD
Pat kann nach Aufforderung und Hilfestellung die Gesichtspflege nach anreichen der Creme selbstständig durchführen
Pat weiß über geeignete Hautpflege Bescheid
Pat setzt sich Zahnprothese selbst ein, nimmt sie heraus und führt Pflege selbständig durch
Pat akzeptiert männl. und weibl. Pflegepersonal bei der Grundpflege
Pat legt viel Wert auf gepflegtes Erscheinungsbild

8.3 Mögliche Ziele:

Das Duschen 1-mal wöchentlich ist gewährleistet
Bew führt Körperpflege selbst durch und kennt Abläufe
Bew erhält individuelle Anleitung und Unterstützung bei der Körperpflege
Kennt Maßnahmen und kann beim der Durchführung mithelfen / nach Anleitung selbst durchführen

Wünsche und Bedürfnisse sind bekannt und werden wahrgenommen
Bew ist in individuellem Maße gepflegt
Bew hat intakte Mundschleimhaut
Intimsphäre ist gewahrt
Pflegeprodukte sind vorhanden
Selbstbestimmungsrecht ist erhalten
Wünsche und Bedürfnisse sind bekannt und akzeptiert
Haut ist intakt
Pat empfindet Freude über zunehmende Selbstpflege
Pat kann teilweise Handlungsabläufe erkennen und entsprechend umsetzen
Pat fühlt sich in seinem Schamgefühl ausreichend respektiert
Pat fühlt sich sowohl vom körperlichen als vom geistlichen Zustand nicht überfordert
Pat hat gepflegte Finger- und Fußnägel
Pat ist mit der Durchführung und dem Ergebnis der Körperpflege zufrieden
Pat nimmt eigenen Körper und eigenes Aussehen wahr
Angstfreie Badesituation ist erreicht
Bei der aktivierenden Pflege sind die körperlichen, geistigen, emotionalen und sozialen Fähigkeiten von Pat gefördert und erhalten
Bewusstes Einbeziehen der betroffenen Körperregion ist erhalten und gefördert.
Bis zum 31.03.2014 hat Pat gepflegte Haare
FZ: Pat kann sich den Oberkörper selbstständig waschen
NZ: Pat wäscht sich das Gesicht selbstständig
Pat hat eine intakte, rosige Mundschleimhaut
Badelifter ist immer eingesetzt und auf Funktion überprüft
Sicher haftende Zahnprothese ist gewährleistet
Pat ist informiert und mit den Maßnahmen einverstanden

8.4 Mögliche Maßnahmen:

Herrn ... jeden morgen fragen ob er die Körperpflege im Bett oder am Waschbecken durchführen möchte. PK beobachtet tgl. die aktuelle körperliche Verfassung. Bei starker Erschöpfung wird die Körperpflege im Bett durchgeführt und wenn nötig auf ein Mindestmaß (Gesicht-, Mund-, Nasen-, Intimpflege) reduziert. **Körperpflege im Bett (1 PK):** Vorbereitung (Fenster schließen, angenehme Zimmertemperatur schaffen, alle Waschutensilien bereitstellen, darauf achten dass nichts vergessen wird), Durchführung (Herr ... zum selbstständigen Waschen des Gesichts und des OK anleiten und motivieren, VÜ der Pflege des OK hinten, dann VÜ der Pflege des UK, Pat. zum Mitmachen (Arme, Beine heben, drehen usw.) motivieren, Intimsphäre wahren, genug Zeit nehmen, Herrn ... nach individuellen Wünschen befragen und danach handeln, Pflege des Körpers mit rückfettender Körperlotion), Nachbereitung (Aufräumen des Arbeitsplatzes, Herrn ... lagern, Händedesinfektion) **Körperpflege im Bad (2 PK):** Vorbereitung (Fenster schließen, angenehme Zimmertemperatur schaffen, alle Waschutensilien bereitstellen, darauf achten dass nichts vergessen wird), Durchführung: Mit 2 PK Herr ... in den Rollstuhl mobilisieren. Herrn ... fragen ob er zur Toilette möchte. Toilettengang bei Bedarf mit 2 PK durchführen. (Wahrung der Intimsphäre) Dann Herrn ... im Rollstuhl ans Waschbecken setzen: Herrn ... zum selbstständigen Waschen des Gesichts und des OK anleiten und motivieren, VÜ der Pflege des OK hinten. Dann Herrn ... bitten sich am Waschbecken festzuhalten und sich hinzustellen. Wenn erforderlich 1 zusätzliche Pflegekraft zur Unterstützung hinzuholen. 1 PK übernimmt die Pflege des UK. Genug Zeit nehmen, Herrn ... nach individuellen Wünschen befragen und danach handeln, Pflege des Körpers mit rückfettender Körperlotion). Nachbereitung (Aufräumen des Arbeitsplatzes, Herrn ... ins Bett bringen oder wenn gewünscht

im Rollstuhl belassen, Händedesinfektion)
Vorbereitung Körperpflege (Fenster schließen, angenehme Zimmertemperatur schaffen, alle Waschutensilien bereitstellen, darauf achten dass nichts vergessen wird), Durchführung Grundpflege im Bett Frühdienst:

1. Pat etwas zu trinken anbieten
2. Pat entkleiden unter Beachtung ihrer Ressourcen
3. Pat zum selbstständigen Waschen des Gesichts anleiten und motivieren, sowie Übernahme der Pflege des restlichen OK vorn
4. VÜ der Pflege des OK hinten.
5. Hautpflege mit den entsprechenden Pflegeprodukten durchführen.
6. PK übernimmt die Pflege des Intimbereichs und des UK vorn und hinten
7. Genug Zeit nehmen, Pat vor jeder Handlung über das Vorhaben informieren. Pat die Situation stets erklären und beschreiben
8. Pat zur Durchführung der Mund- und Zahnpflege motivieren. Bei Ablehnung der Mundpflege dies akzeptieren und dokumentieren
9. VÜ Kämmen der Haare durch PK
10. Pat dann in den Rollstuhl mobilisieren
11. Nachbereitung (Aufräumen des Arbeitsplatzes, Händedesinfektion)

Grundpflege im Mittagseinsatz:

1. Pat ins Bad bringen
2. Pat anleiten und motivieren sich an der Waschmaschine festzuhalten und kurz aufzustehen
3. UK entkleiden und Pat auf den Toilettenstuhl setzen lassen
4. Nach dem Toilettengang Intimpflege durchführen, bei Bedarf IKM-Wechsel durchführen, Pat ankleiden und

Transfer in den Rollstuhl

Grundpflege im Abendeinsatz

1. Pat etwas zu trinken anbieten
2. Pat ins Bad bringen
3. Pat anleiten und motivieren sich an der Waschmaschine festzuhalten und kurz aufzustehen
4. UK entkleiden und Pat auf den Toilettenstuhl setzen lassen
5. Nach dem Toilettengang Ok auskleiden und Nachthemd ankleiden
6. Intimpflege durchführen, bei Bedarf IKM-Wechsel durchführen
7. Pat zum selbstständigen Waschen des Gesichts anleiten und motivieren,
8. Genug Zeit nehmen, Pat vor jeder Handlung über das Vorhaben informieren. Pat die Situation stets erklären und beschreiben
9. Pat zur Durchführung der Mund- und Zahnpflege motivieren. Bei Ablehnung der Mundpflege dies akzeptieren und dokumentieren
10. VÜ Kämmen der Haare durch PK
11. Nachbereitung (Aufräumen des Arbeitsplatzes, Händedesinfektion)

Grundpflege am Abend nach Wunsch der Bew. durchführen, mindestens jedoch Intimpflege, Mundpflege und Hautbeobachtung durchführen
VÜ Maniküre durch PK mindestens 1-mal wöchentlich (tgl. Kontrolle der Fingernägel)
VÜ Pediküre durch med. Fußpflege alle 4 – 6 Wochen
Bew 14tägig das Baden anbieten und Vorteile aufzeigen sowie Beratung und Dokumentation
Bei Bedarf der Bew einen Friseurtermin vereinbaren. Bew nach Wunschtermin befragen.
Tgl. Hautbeobachtung bei der Grundpflege, Bei

Auffälligkeiten (Hautschädigungen) entsprechenden Facharzt konsultieren + Dokumentation
Intertrigoprophylaxe tgl. im FD, SD durchführen (Darauf achten, dass Hautfalten gut getrocknet sind, tgl. Körperpflege, Hautbelüftung ermöglichen durch luftdurchlässige Kleidung, Körperpflege mit auf die Haut der Bew abgestimmte Präparate, Körperpflege nicht mit zu warmen Wasser, Bei Rötung Kompresse in die entsprechende Hautfalte legen + dokumentieren, ggf. Arztinfo)
Bew 1-mal in der Woche nach Absprache duschen. Bew benötigt dabei Anleitung und Unterstützung
Intimsphäre wahren, Vertrauen aufbauen Alle Maßnahmen erfolgen über die linke Seite, Waschutensilien gezielt in die Hand reichen (U) Bew. Anleiten sich mit gesunden Arm den gelähmten Arm zu waschen und zu bewegen Rücken wird von Pk übernommen (VÜ) 1x tägl UK wird von Pk übernommen (VÜ 2x tägl. Darauf achten Bew. nicht zu überfordern Bew. zur Mundpflege einen Lappen ins Waschbecken legen, sowie die Zahnpasta öffnen (TÜ) 2x täglich Bew. auf Wunsch Duschen (VÜ) durch Pk, sowie Haare waschen Nagelpflege 1x wöchentlich durch PK (Ü) Rasierer in die Hand reichen bei Bedarf durch Pk Einreibung der Haut mit Dermatika (ärztl. Verordnung)
Angehörige zum Kauf der Pflegeprodukte beraten
Hautpflege mit rückfettenden Cremes, Lotionen
Keine regressfördernde Pflege durchführen (Ressourcen der Bew nicht ausnutzen)
Pat bezüglich seiner Selbstpflegefähigkeiten beobachten und nur soweit wie nötig helfen / unterstützen.
Anleitung und Hilfestellung bei jeder einzelnen Tätigkeit geben, also Tätigkeiten vorführen und immer benennen
Kontinuität und genaue Einhaltung von Arbeitsabläufen bei der Körperpflege ermöglichen
2x tägliche Inspektion der Mundhöhle. Mundpflege

(Zeigefinger mit Tupfer umwickeln und mit Cola oder Odol angereichertem Wasser tränken und die Mundhöhle auswischen). Lippenpflege mit Creme.
Pat beraten gezielte Hilfsmittel auszuwählen z.B. Kamm/Haarbürste mit verlängertem Stil,
Anschaffung einer Elektrozahnbürste vorschlagen, dickerer Griff, Bewegungen werden eigenständig von der Zahnbürste ausgeführt
Die Tür zum Bad offen stehen lassen. Das vermittelt Sicherheit, da jederzeit die Möglichkeit besteht zu gehen.

9. Essen & Trinken

Hier findest du nun Formulierungshilfen zum Essen und Trinken

Zur Aktivität "Essen & Trinken" gehören folgende inhaltliche Kategorien:

Ernährungszustand, Gewicht und Diät

Wie ist der Ernährungszustand des Pflegebedürftigen (Untergewicht, Übergewicht -> BMI)?, Gibt es einzuhaltene Diäten aufgrund von Erkrankungen (Diabetes etc.)?

Essgewohnheiten, -verhalten und auch das Sozialverhalten beim Essen

Wie sind die biografischen Ess- und Trinkgewohnheiten des Pflegebedürftigen (Wieder sehr wichtig bei Demenz)?, Gibt es Lieblingsspeisen und Lieblingsgetränke?, Istst der Pflegebedürftige die Hühnerkeule mit Messer und Gabel?, Benutzt er eine Serviette nach dem Essen? Möchte er gern beim Essen allein sein oder isst er gerne in Gemeinschaft? Benötigt er spezielles Besteck? Kann er mit dem Besteck umgehen?

Appetit, Durst, Nahrungsverweigerungen und Einwirkungen auf Hunger oder Durst durch Drogen oder Medikamente

Hat der Pflegebedürftige immer einen großen Hunger oder großen Durst? Verweigert der Pflegebedürftige oft die

Nahrung? Nimmt der Pflegebedürftige Medikamente die sich negativ oder positiv auf Hunger und Durst auswirken? Raucht er (Rauchen verringert den Appetit)?

Schluck- oder Essstörungen, Parenterale Kost, Sondenkost und Kostform

Hat der Pflegebedürftige Probleme beim Schlucken von Flüssigkeiten? Kann er überhaupt selbstständig essen und trinken? Hat eine PEG? Wird er parenteral ernährt? Wenn ja welche Nahrung kommt zum Einsatz und wie wird diese verabreicht (Tropfgeschwindigkeit etc.) Kann der Pflegebedürftige nur breiige Kost zu sich nehmen? Benötigt er spezielle Nahrungsmittel aufgrund von Nahrungsmittelunverträglichkeiten (Gluten- oder Laktoseintoleranz)?

Teilweise findest du in den Formulierungshilfen auch Pflegediagnosen. Diese sind mit "PD" abgekürzt.

9.1 Mögliche Probleme:

Aufgrund des Appallischen Syndroms ist Herr ... nicht in der Lage die Nahrungszufuhr selbstständig durchzuführen.
PD: Gefahr eines Flüssigkeitsdefizites (Dehydratationsgefahr) E: Aufgrund der akuten Erkrankung und des damit verbundenen extremen Schwitzens S: Herr ... ist sehr verschwitzt (Nasse Kleidung)
PD: Selbstversorgungsdefizit Trinken E: Aufgrund der eingeschränkten Mobilität S: Kann sich Getränke nicht selbstständig besorgen
PD: Selbstversorgungsdefizit Essen E: Aufgrund eingeschränkter Mobilität S: Herr ... kann sich nicht selbstständig mit Nahrungsmitteln versorgen
P: Gefahr eines unausgeglichenen Blutzuckerspiegels E: Aufgrund der Diagnose Diabetes mellitus Typ
Bew benötigt Anleitung beim Essen und Trinken aufgrund der Sehbeeinträchtigung
Pat hat eine stammbetonte Adipositas, BMI > 25 und leidet an einem Typ II Diabetes
Pat läuft stundenlang umher. Dadurch verbraucht er zu viele Kalorien und ist als Folge unterernährt - BMI von 18,2
Bewohner hat keine ausgewogene Ernährung, vergisst regelmäßig Nahrung und Getränke zu sich zu nehmen aufgrund der Demenz
Orale Nahrungsaufnahme ist nicht möglich aufgrund des AZ. Pat hat Nasensonde Gefahr von - Druckgeschwür der Nasenschleimhaut
Pat benötigt auf Grund seiner Krankheitsbilder die Hilfe bei der Zubereitung von Hauptmahlzeiten und Zwischenmahlzeiten.
Pat benötigt die Zubereitung der mundgerechten Nahrung

/Impulsgabe und Anregung zum Essen und Trinken aufgrund der Demenz
Pat hat die Technik des Essens bzw. den Umgang mit Besteck vergessen als Folge der Apraxie
Pat hat Sensibilitätsstörungen und Hypotonus auf einer Gesichtshälfte. Die Nahrungsaufnahme ist dadurch erschwert
Pat ist durch den Bewegungsdrang oft in der Stadt unterwegs vergisst dann das Essen
Pat ist in der Fähigkeit zu essen und zu trinken eingeschränkt aufgrund des Tremors und der Schluckstörung
Pat kann aufgrund seiner Bewegungseinschränkung seine Mahlzeiten nicht selbstständig vor- und zubereiten.
Pat muss aufgrund seiner Krankheit Essverhalten umstellen und akzeptiert bzw., versteht Wichtigkeit dessen nicht
Pat schwitzt stark aufgrund der akuten Erkrankung. Der Elektrolyt- und Flüssigkeitsbedarf ist erhöht
Aufgrund des Appallischen Syndroms ist Pat nicht in der Lage die Nahrungszufuhr durchzuführen.
Es gibt Nahrungsmittel, die Pat aus religiösen/ethischen Überzeugungen nicht zu sich nehmen darf: ...
Zu niedrige Flüssigkeitszufuhr, da Pat oft Angst hat, zu häufig Harndrang zu verspüren und die Pflegekräfte vermeintlich zu oft zu benötigen
Pat darf aufgrund der Herzleistungsschwäche max. 1,5 L Flüssigkeit zu sich nehmen.
Pat hat altersbedingt eingeschränktes Hunger-/Durstgefühl
Pat hat aufgrund ihrer Demenz kein Hunger - und Sättigungsgefühl und Durstgefühl
Die Flüssigkeitszufuhr wurde auf Ärztliche Anweisung reduziert. Pat leidet deshalb unter ständigem Durstgefühl
Pat möcht ihre Mahlzeiten nicht in der Gemeinschaft einnehmen, möchte aber auch nicht allein essen
Pat bekommt Diuretika. Es besteht die Gefahr des Flüssigkeitsdefizits und vermehrter Urinausscheidung
Appetitstörungen aufgrund Medikamentennebenwirkungen

Aufgrund des Hypotonus der Wangen sammeln sich Speisen in der Backentasche der betroffenen Seite
Aufgrund seiner Schluckstörung und des Neglect kommt es zur Verschmutzung der Kleidung durch fallende Nahrungsmittel
Kau- und Schluckstörungen durch Lähmungen der mimischen Gesichtsmuskeln und der Schluckorgane.
Pat verweigert die Nahrungs- und Flüssigkeitsaufnahme aufgrund der verminderten Urteilskraft
Bei ungenügender Flüssigkeits- und Nahrungsaufnahme erfolgt Ernährung über PEG (Sondenkost)
Pat leidet akut unter Durchfall und Erbrechen, aufgrund eines Magen-Darm-Infekts

9.2 Mögliche Ressourcen:

Bew hat normalen BMI (21,5), Bew trinkt ausreichend (1,5 L / Tag), Bew ist normale Kost, Bew kann Mahlzeiten selbst zubereiten, essen und trinken, Bew äußert Essenswünsche
Bewohnerin trinkt selbstständig und ausreichend. Sie wird dabei kaum von Ihrer Sehbehinderung beeinträchtigt. Sie trinkt gern Saft, Wasser, Kaffee mit Milch und Tee. Bewohnerin isst gern Pudding und Joghurt und fast alles was süß ist. Sie mag keine Nudeln und kein Reis.
Angehörige bereiten Mahlzeiten und Getränke vor und zu und reichen diese der Pat
Frau ... kann passierte kost oral zu sich nehmen
Frau ... kann Wünsche und Bedürfnisse äußern
Frau ... kann je nach Tagesform Besteck oder Schnabelbecher zum Mund führen
Frau ... ist motiviert ihre Bewegungsfähigkeit zu verbessern
Bew trinkt ausreichend wenn ihr genug zur Verfügung gestellt wird
Pat ist normalgewichtig (BMI = 22)

Pat ist motiviert, mehr zu essen
Pat ist über die Bedeutung einer Gewichtszunahme informiert
Pat ist über die erforderliche Gewichtsreduktion und die Maßnahmen dafür informiert und weiß, wie wichtig das ist
Pat achtet auf ausreichende Flüssigkeitszufuhr von ca 1500 ml am Tag
Pat äußert bei der Nahrungsaufnahme Vorlieben
Pat äußert Wünsche zur Essens- und Getränkeauswahl
Pat bekommt tgl. die Mittagsmahlzeit von Essen auf Rädern
Pat bereitet Essen selbständig zu
Pat hat Angehörige die beim Verabreichen der Nahrung teilweise behilflich sind
Pat isst und trinkt entsprechend seiner Fähigkeiten so weit wie möglich selbstständig
Pat ist motiviert sein Trinkverhalten zu ändern
Pat kann sich selbst mit Mahlzeiten versorgen, kann kleinere Gerichte / Fertiggerichte selbstständig zubereiten
Pat kann zum Essen an der Bettkante sitzen
Bedarfsgerechte Entscheidung und Realisierung der Nahrungsaufnahme erfolgt selbständig
Pat gleicht zusätzliche Flüssigkeitsverluste selbstständig aus
Pat hat bewusstes Hunger- / Durstgefühl
Pat kann sich bei Durst- oder Hungergefühl äußern
Pat akzeptiert die Diät
Pat hält Empfehlungen zu Diät, Medikation und Aktivität ein
Pat sieht Notwendigkeit von Diät ein
Pat isst mit anderen Bew gemeinsam
Pat ist über Medikamentennebenwirkungen informiert
Pat kann schon wieder festere Nahrung zu sich nehmen ohne sich zu verschlucken
Pat nimmt trotz der Schluckstörungen ausreichend Flüssigkeit und Nahrung auf
Pat bekommt genug Flüssigkeit und Kalorien über Sonde
Pat kann dünnflüssige Nahrung zu sich nehmen

Pat trinkt 2x tgl. hochkalorische Zusatzkost
Pat kann Besteck sinngemäß einsetzen
Pat kann Getränke im Becher mit Trinkhilfe selbstständig zu sich nehmen
Auf Wunsch von Pat wurde Kontakt zu einer Selbsthilfegruppe hergestellt

9.3 Mögliche Ziele:

Bew erhält ausreichend Flüssigkeit von ca. 1200 ml am Tag
Blutzuckerwert ist im Normbereich
Bew erhält individuell angepasste Kost
Flüssigkeitshaushalt ist ausgeglichen
Herr ... kann jederzeit Getränke zu sich nehmen
Mahlzeiten sind mundgerecht zubereitet
Bew kann den Fähigkeiten entsprechend selbstständig essen und trinken
Bew erhält die geforderte Menge Obst am Tag
Frau ... übernimmt die orale Nahrungs- und Getränkeaufnahme selbstständig
Frau ... empfindet Essen und Trinken als angenehm
Pat erreicht sein Normalgewicht von 65 kg
Gewicht ist monatlich um 1 kg reduziert
Pat hat über Selbsthilfegruppen Kontakte zu andere übergewichtigen Menschen
Pat kennt die Risiken des Übergewichtes
Trinkbilanzierung ist täglich geführt
Pat achtet auf ausgewogene Ernährung und auf ausreichend Flüssigkeit
Pat benutzt das Besteck
Pat ist möglichst lange in der Lage, seine Nahrung eigenständig zu sich zu nehmen.
Pat kann das Essen genießen

Pat kann sich selbstständig die Mahlzeiten zubereiten
Pat kennt die Risiken einer Fehlernährung u. die Grundsätze einer gesunden Ernährung
FZ: Pat kann selbstständig essen und trinken
FZ: Pat versteht Notwendigkeit der Nahrungsumstellung und hält diese auch nach dem Krankenhausaufenthalt ein
Pat ist in der Lage, sein Hungergefühl korrekt zu deuten.
Pat weiß um den Zusammenhang von Nahrungsaufnahme, Bewegung und Blutzuckerwerte
Pat gewinnt Schluckvermögen zurück
Gefahr einer Aspiration ist rechtzeitig erkannt
Pat ist parenteral durch Infusionstherapie ernährt
Ungehinderter, komplikationsloser Sondenkosteinlauf ist gewährleistet
Pat fühlt sich in seiner Selbstständigkeit unterstützt
Selbständigkeit und individuelle Lebensqualität ist wiedergewonnen / erhalten

9.4 Mögliche Maßnahmen:

Gewichtskontrolle mindestens einmal im Monat durchführen und dokumentieren
Bew immer ausreichend Getränke in Reichweite stellen (Säfte mit Wasser verdünnen)
Bilanzierung 1-mal monatlich führen (PFK, PK, SK, BK)
Bew zu den Mahlzeiten weiche Kost anbieten, bzw. Fleisch oder Ähnliches klein schneiden oder pürieren. Je nach Wunsch der Bew. (PK, PFK, BK, SK)
Bew wird zum Benutzen des Bestecks angeleitet und motiviert. Wenn Bew nicht mit dem Besteck essen kann oder möchte, kann Bew auch mit den Fingern essen (PK, PFK, BK, SK)
Bew zum Essen und Trinken anleiten und motivieren. Getränke jederzeit in Reichweite der Bew stellen.

Lieblingsgetränke anbieten. Auf individuelle und abwechslungsreiche Mahlzeiten achten. Bew immer wieder an das Trinken erinnern. Bew stets fragen, was sie trinken möchte (PK, PFK, BK, SK)
Notwendige Materialien wie Besteck, Glas, Teller etc. sowie Schneidebrett stellen Servicekräfte zur Verfügung
Servicekräfte sind darüber informiert und achten darauf das Bew. kein Alkohol angeboten bekommt, sowie das sich in Speisen kein Alkohol befindet
Herrn ... die Mahlzeiten in Reichweite bereitstellen. Herrn ... nach Speisen fragen die er gern isst. Zusätzlich Ernährung per PEG mit normokalorischer Kost nach Plan. Bei nicht ausreichender Nahrungsaufnahme, die Ernährung per PEG auf Arztanordnung erhöhen. Patientenverfügung vorhanden? Wenn ja was ist bezüglich der Nahrungsaufnahme geregelt? Selbstbestimmungsrecht beachten.
Herrn ... immer wieder Getränke anbieten und über die Folgen eines Flüssigkeitsdefizites aufklären. Tägliche Trinkmenge vom Arzt festlegen lassen. Tgl. Bilanzierung der Trinkmenge und Dokumentation Beseitigen der Ursache (erhöhte Temperatur) - siehe ATL „Körpertemperatur regulieren" Pat jederzeit auf Symptome einer Dehydratation (Schwindel, Desorientierung, Hauttugor etc.) beobachten. Bei nicht ausreichender Trinkmenge, aufgrund des Allgemeinzustandes von Herrn ..., Flüssigkeit nach Arztanordnung per PEG bzw. i.v. verabreichen.
Bew beim Servieren der Mahlzeiten die Lage der einzelnen Bestandteile auf dem Teller erklären (Fleisch am unteren Rand, Kartoffeln rechts auf dem Teller, Gemüse links auf dem Teller)
Wenn Bew Probleme beim Einnehmen der Mahlzeiten mit der Gabel hat, dann Löffel zur Verfügung stellen
Essen möglichst auf Tellern mit hohem Rand servieren, da die Gefahr minimiert wird, das Essen vom Teller rutscht
Bew 150 g Obst tgl. in kleineren Portionen über den Tag

verteilt anbieten
Beim Anreichen von Nahrung und Flüssigkeit immer nur kleine Mengen auf einmal zuführen und beim Kau- und Schluckvorgang Zeit lassen
Frau ... eine ausgewogene und dickflüssige, passierte Kost anbieten
Pat erhält Insulin von PFK nach ärztlicher Anordnung im Frühdiensteinsatz BZ-Kontrolle regelmäßig nach ärztlicher Anordnung durch PFK und Dokumentation Bei Auffälligkeiten (hoher oder niedriger BZ Arztinfo) Angehörige über angemessene Ernährung bei Diabetes beraten und dokumentieren
Bew wird dazu angeregt, die Mahlzeiten im Speiseraum einzunehmen. Das sind 3 Hauptmahlzeiten und 3 Zwischenmahlzeiten. Dazu wird sie bei Bedarf begleitet. Wunschkost und Getränke werden zubereitet und in Reichweite gestellt. Dabei Kommunikation mit der Bewohnerin. Angebot mit ballaststoffreicher Kost und Vitaminen. Nahrungsaufnahme wird beobachtet und dokumentiert (Blatt 3053). Bei Veränderungen (Gewichtsabnahme) Information an den Arzt geben Trinkmenge wird nach ärztlicher Anordnung vom 25.03.2010 angeboten (800 – 1100 ml) und dokumentiert. Bei Veränderungen Information an den Arzt.
Bew. bekommt morgens bis spätestens 9.00 Uhr, Mittags zwischen 11.30 Uhr und 12.00Uhr, Nachmittags zwischen 14.30 und 15.00, sowie abends zwischen 17.30 Uhr und 18.00 Uhr jeweils mindestens 250ml Flüssigkeit in Form von Saft, Kaffee, Tee oder Kakao durch PK angereicht.
Bew erhält 3 Hauptmahlzeiten und 2 Zwischenmahlzeiten, Mag kleine Portionen, Nimmt Mahlzeiten im Zimmer ein
Bis zum 10.4. genaue Verlaufsbeobachtung und Dokumentation des Essverhaltens u. der Aggressivität gegen andere.
Pat ausreichend Zeit bei der Nahrungsaufnahme lassen

Pat immer zur selben Zeit am selben Platz essen lassen
Pat nach der Nahrungsaufnahme noch weitere 30 Minuten aufrecht sitzen lassen.
Pat zum Essen und Trinken motivieren durch Tischgemeinschaft mit anderen Bewohnern
1 x in der Woche mit Pat den Speiseplan besprechen und auf Wünsche eingehen
Auf dem Wohnbereich kleine Schüsseln gefüllt mit mundgerechtem Obst verteilen
Beobachtung und Befragung der Angehörigen, welche Speisen und Getränke der Bewohner bevorzugt
Der Speiseplan wird in gut lesbarer Schrift an verschiedenen Punkten der Einrichtung öffentlich gemacht.
Fingerfood anbieten, also Pat mit den Fingern essen lassen
Kleine Portionen und nur eine kleine Auswahl an Speisen auf dem Teller anbieten (Auswahl fällt leichter)
Möglichst keine Ablenkung durch eine Unterhaltung, Fernseher oder ähnliches
Pat über Zuckeraustauschstoffe informieren, z.B. Süßstoffe
Pat zur Einhaltung der Diätkost motivieren durch alternative Angebote
Gemeinsam einen diabetesgerechten Ernährungsplan aufstellen
Pat anhalten, den Schluckvorgang mit ganzer Aufmerksamkeit durchzuführen
Pat anleiten, die Speisen mit der Zunge aus der Wangentasche zu holen und zu schlucken
Nach den Mahlzeiten die Mundhöhle auf verbliebene Speisereste kontrollieren, Aspirationsgefahr
Pat erhält tgl. eine Gesamtmenge von 3300 ml Flüssigkeit, davon sind 1300 ml Sondennahrung Osmolite und 2000 ml Tee.
Es werden im Wechsel Nahrung und Tee verabreicht. Die Geschwindigkeit der Nahrungszufuhr beläuft sich auf 160 ml / Std. am Tag und 100 ml / Std. in der Nacht.

Temperatur und Haltbarkeit der Sondennahrung kontrollieren (Raumtemperatur)
Verbandwechsel und tgl. Drehen der PEG, Krankenbeobachtung der Einstichstelle
Auf die Konsistenz der Nahrung achten, dokumentieren, wobei sich Pat am wenigsten verschluckt
Getränke andicken
Pat anleiten mit einem Löffel zu essen ggf. mit den Händen essen lassen wenn Pat dadurch selbständig isst
Besteck mit dicken Griffen und eine Schale mit hochgezogenem Rand anbieten, um die Selbständigkeit so lange wie möglich zu erhalten

10. Ausscheidung

Hier findest du Formulierungshilfen zur Aktivität Ausscheidung.

Zur Aktivität "Ausscheidung" gehören folgende inhaltliche Kategorien:

Urin- und Stuhlinkontinenz sowie andere Erkrankungen

Kann der Pflegebedürftige Urin und / oder den Stuhl halten? Kommt er noch rechtzeitig zur Toilette? Wenn eine Inkontinenz vorhanden ist, welche Form der Inkontinenz besteht? Gibt es andere Erkrankungen wie Obstipationen oder Prostataerkrankungen. Muss der Pflegebedürftige zur Dialyse (Aufgrund der Dialyse hat der Pflegebedürftige nur wenig oder gar keine Urinausscheidung.)?

Pflege des Intimbereichs und Umgang mit Ausscheidungen

Kann der Pflegebedürftige die Intimpflege nach dem Toilettengang selbstständig ausführen? Benötigt er bestimmte Hilfsmittel zu Intimpflege? Wie geht der Pflegebedürftige mit den Ausscheidungen um? Schmiert er beispielsweise mit Kot aufgrund einer Demenz?

Katheter, Stoma und andere Hilfsmittel

Hat der Pflegebedürftige einen liegenden Dauerkatheter oder ein Stoma? Kann er die Versorgung dieser Hilfsmittel selbst vornehmen? Welches Inkontinenzmaterial benutzt der

Pflegebedürftige und akzeptiert er das IKM? Wie oft wird das IKM gewechselt? Welches IKM wird wann angelegt?

Teilweise findest du in den Formulierungshilfen auch Pflegediagnosen. Diese sind mit "PD" abgekürzt.

10.1 Mögliche Probleme:

P: Bew ist teilweise Urininkontinent (Belastungs- oder Stressinkontinenz) -> dadurch Gefahr der Harnwegsinfektion, benötigt Unterstützung beim IKM-Wechsel PD: Stressurininkontinenz E: altersbedingte Beckenbodenschwäche, häufige Harnwegsentzündungen S: Bew verliert „tröpfchenweise" Urin
P: Bew kann in der Nacht Toilettengänge nicht selbstständig durchführen E: Bew hat Angst vor Stürzen
P: Bew leidet unter subjektiver Obstipationsangst PD: Subjektive Obstipation E: Subjektives Empfinden S: Bew nimmt seit langer Zeit Medikamente gegen Obstipation selbstständig ein
P: Pat ist urin-und stuhlinkontinent, dadurch Gefahr der Harnwegsinfektion, benötigt vollständige Unterstützung beim IKM-Wechsel E: Aufgrund der Diagnose Demenz S: Pat verliert unkontrolliert Urin und Stuhl
P: Pat kann Toilettengänge nicht selbstständig durchführen, dadurch Sturzrisiko vorhanden E: Aufgrund der Immobilität und der Diagnose Demenz
PD: Selbstversorgungsdefizit Toilettenbenutzung E: Aufgrund eingeschränkter Mobilität S: Herr ... kann Toilette nicht eigenständig aufsuchen.
PD: Obstipationsgefahr E: Aufgrund der eingeschränkten Mobilität
Gefahr der Obstipation aufgrund ungenügender Mobilität und zeitweise unzureichende Flüssigkeitszufuhr
Pat hat keine Kontrolle über Schließmuskel Blase und Anus. Gefahr der Hautschädigung durch Urin und Stuhl, namentlich

bei verlagertem Urinal durch Manipulation
Pat hat Überlaufblase bedingt durch - Prostataadenom - Diabetes mellitus
Pat leidet unter Inkontinenz durch subjektiv erlebten Mangel an Zuwendung
Pat ist Harninkontinent/Stuhlinkontinent, kann aufgrund von körperlicher und geistlicher Einschränkungen die Ausscheidungsformen nicht mehr selbst erkennen.
Pat leidet unter einer Blasenentleerungsstörung aufgrund der neurogenen Blasenstörung, Gefahr des Harnweginfektes
Pat schmiert häufig nachts mit Kot, beim Versuch der Reinigung wehrt sich Pat . Pat schätzt die Situation nicht richtig ein aufgrund situativer Desorientierung
Aufgrund der Orientierungslosigkeit hat Pat ins Zimmer uriniert
Pat kann Intimpflege und Wechsel der Vorlagen nicht selbstständig durchführen aufgrund der körperlichen Einschränkungen
Pat hat Dauerkatheter (DK) Gefahr - aufsteigender Infektionen - erhöhter Körpertemperatur
Pat findet die Toilette nicht aufgrund der örtlichen Desorientierung
Pat geht selbständig auf Toilette kann aber aufgrund der Demenz nicht sagen ob sie Stuhlgang hatte
Pat hat Schwierigkeiten mit seinen Ausscheidungen, schämt sich, seine Ausscheidungen nicht mehr selbst kontrollieren zu können
Pat hat Völlegefühl und Blähungen aufgrund falscher Ernährungsgewohnheiten
Pat ist aufgrund der Thoraxdrainage nicht in der Lage eigenständig auf Toilette zu gehen
Pat ist aufgrund von Immobilität bettlägerig und kann die Ausscheidungen nur im Bett verrichten
Pat kann nicht ohne Hilfe die Toilettengänge aufgrund ihrer Erkrankung selbständig durchfuhren, kann einzelne

Handlungsabläufe mental nicht umsetzen
Pat könnte Toilettengänge allein verrichten, ist aber orientierungslos und muss deshalb begleitet werden
Pat leidet an einer Obstipation mit gelegentlich morgendlichen Diarrhöen aufgrund der Neuropathie
Pat leidet unter Obstipation bedingt durch Gabe von Morphinpflaster, zu wenig Bewegung, zu wenig Flüssigkeitsaufnahme
Aufgrund vorhandener Bewegungseinschränkungen muss der Transfer mit dem Hebelifter aus dem Bett/Rollstuhl durchgeführt werden um Stuhlausscheidungen auf dem Toilettenstuhl zu verrichten.
Selbstversorgungsdefizit beim Ausscheiden aufgrund starker Schmerzen
Aufgrund der kognitiven Einschränkungen teilweise Verkennung der Situation bei Ausscheidungen: Umfeld und Körperregionen verschmutzt,
Pat hat strenge Bettruhe und ist deshalb auf die Benutzung eines Steckbeckens angewiesen

10.2 Mögliche Ressourcen:

R: Pat akzeptiert geschlossenes IKM
R: Pat lässt Hilfe beim Toilettengang zu
R: Pat akzeptiert SPDK sowie Maßnahmen zur Pflege des SPDK und der Eintrittsstelle
R: Zeitweise kann Pat bevorstehenden Stuhlgang mitteilen, Pat akzeptiert IKM und pflegerische Maßnahmen
Bew achtet auf Körperhygiene
Bew akzeptiert Erkrankungen
Herr ... ist kontinent und merkt wann er zur Toilette muss. Er benutzt eine Urinflasche
Herr ... kennt die Gefahr und akzeptiert die Prophylaxen.
Bew fordert Hilfe an, Bew benutzt am Tage selbstständig die

Toilette
Bew nimmt abführende Medikamente sorgsam ein. Bew hat physiologisch normalen Stuhlgang
Bew kann Toilette und / oder Toilettenstuhl selbstständig aufsuchen
Bew. hat für die Nacht eine Urinflasche
Bew hat normales Ausscheidungsverhalten in normalen Ausscheidungsintervallen
Pat bemerkt den Harndrang, geht noch selbst zur Toilette
Pat kann durch Blasentraining den Urin 1 Std. nach dem ersten Harndrang halten
Pat klingelt in der Nacht, sowie auf Anfrage, wenn er auf die Toilette muss.
Pat macht Beckenbodentraining
Pat hat trotz Stuhlinkontinenz soziale Kontakte
Pat ist mobil und wünscht seine Stuhlkontinenz wieder herzustellen.
Pat kann regelmäßig den Stuhl beschwerdefrei absetzen
Pat führt die Intimhygiene selbstständig durch
Die Haut in der Analregion ist intakt
Pat akzeptiert sein durch das Stoma verändertes Körperbild
Pat kann Urinbeutel selbstständig ausleeren. Pat kann Stomaanlage selbstständig versorgen
Pat versorgt Beutelwechsel selbstständig
Führt Selbstkatheterismus durch
Pat weiß, wie wichtig eine ausgewogene Ernährung und ausreichende Flüssigkeitsaufnahme für den Stuhlgang ist
Pat akzeptiert die Hilfe seiner Ehefrau und benutzt den Toilettenstuhl.
Pat akzeptiert Formslips und kann unter Begleitung auf die Toilette gehen
Pat kann mit Hilfe des Pflegepersonals Toilettenstuhl benutzen
Pat läuft mit Hilfe des Rollators selbstständig zur Toilette

(Tag u. Nacht)
Angehörige helfen bei IKM-Wechsel durch PK mit
Angehörige übernehmen IKM-Wechsel und Intimpflege bei Bedarf
Pat kennt die Ursachen und arbeitet an der Bewältigung mit

10.3 Mögliche Ziele:

Regelmäßige Stuhl- und Harnentleerung findet statt
Bew geht regelmäßig zur Toilette
Bew trägt saubere Kleidung
Intimhygiene ist gewährleistet
Hautzustand ist intakt
Kann sich mitteilen und bewahrt seine Selbstachtung und Würde
Bew. kann Ressourcen weiter erhalten
Regelm. physiologischer Stuhlgang ist gewährleistet
Bew erhält angemessene und individuelle Unterstützung
Grad der Inkontinenz ist erhalten
Toilettengänge sind erfolgt
Selbstbestimmungsrecht ist erhalten
SPDK und SPDK- Eintrittsstelle sind gepflegt
Pat ist im individuellem Maße mit IKM versorgt
Pat äußert sich tagsüber das er auf die Toilette muss
Pat hat regelmäßigen Rhythmus bei der Blasenentleerung
Blasenfunktion ist wiederhergestellt
Natürliches Harnverhalten ist angestrebt
Stärkung der Beckenbodenmuskulatur und somit eine Verringerung der Inkontinenz ist bis zum 1.6.2014 erfolgt
Pat hat eine regelmäßige und schmerzfreie Ausscheidung.
Pat hat keinen Anlass mit Kot zu schmieren
Pat kann mit Hilfe der Wegbeschreibung die Toilette selbst aufsuchen

Ungestörter Toilettengang ist sichergestellt
Pat ist über den Umgang mit dem Kathetersystem informiert und richtet sich danach
Pat kennt Hygienerichtlinien bei der Verwendung eines Dauerkatheters
Pat akzeptiert Inkontinenzversorgung
Pat ist informiert und akzeptiert das Inkontinenzmaterial
Pat kann die Inkontinenzhilfsmittel bis zum Monatsende sachgerecht u selbstständig einsetzen
Pat fühlt sich sozial integriert und nimmt am sozialen Leben teil

10.4 Mögliche Maßnahmen:

Bew in regelmäßigen Abständen von ca. 2 – 3 Stunden fragen ob sie zur Toilette muss oder beobachten wann Bew selbstständig zur Toilette geht (PFK, PK)
Bew fragen ob sie Unterstützung bei dem Toilettengang benötigt, bzw. Bew beobachten und bei Hilfebedarf Bew unterstützen und anleiten (PFK, PK)
Bew fragen ob sie neue Unterwäsche benötigt. Bei Bedarf Bew beim Umkleiden unterstützen sowie motivieren und anleiten. (PFK, PK)
Bew zum Benutzen des Toilettenpapiers motivieren und anleiten. Toilettenpapier in Sicht- und Reichweite positionieren, so dass Bew an das Toilettenpapier erinnert wird. Bei Bedarf Bew mit Handtüchern die Intimpflege durchführen lassen und dabei unterstützen und anleiten. Nach der Intimpflege Handtücher auswechseln. Regelmäßige Kontrolle der Handtücher auf Verschmutzungen und bei Bedarf auswechseln. (PFK, PK)
Bew bei den Toilettengängen individuelle und angemessene Unterstützung zukommen lassen: 6 – 10 Toilettengänge in 24 Std.

Hilfe (TÜ) beim Ent- und Bekleiden geben Bew IKM anreichen Bew zu den Toilettengängen begleiten
Bew kann bei Bedarf Abführmittel nach ärztlicher Anordnung von der PFK erhalten
Bew beim Erhalten der vorhandenen Ressourcen unterstützen und diese tgl. neu fordern
Toilettenstuhl bei Bedarf leeren und reinigen.
Harnwegsinfektionsprophylaxe regelmäßig durch PK / PFK durchführen: Bei Stuhlgang Reinigungsmaßnahmen nicht nach vorn durchführen, Intimhygiene bei jedem IKM-Wechsel / Toilettengang, regelmäßiger IKM-Wechsel, Flüssigkeitszufuhr beachten, Unterkühlung vermeiden, Vollständige Blasenentleerung anregen, ggf. verbale Unterstützung, Bew. Zeit geben
Bew. zum Beckenbodentraining motivieren und anleiten (Seniorensportgruppe oder auch Physiotherapie)
Slipeinlagen „Seni Lady" für Bew bereitlegen und Bew beim Wechsel des IKM anleiten und unterstützen
Bew in der Nacht beim Transfer vom Bett auf den Toilettenstuhl und zurück anleiten und unterstützen. Bew dabei Sicherheit geben durch ruhige Ansprache und entspannte Atmosphäre. Bew motivieren weiterhin Hilfe bei Toilettengängen anzufordern.
Wenn Herr ... zur Stuhlausscheidung zur Toilette muss, wird er mit Hilfe von 2 PK vom Rollstuhl auf die Toilette begleitet. Beim Umsetzen von Herrn ... auf Sicherheit achten. Gefahrenquellen beseitigen. Herrn ... den Schwesternruf in Reichweite legen, damit er bei Bedarf Hilfe anfordern kann. Privatsphäre beachten! Nach dem Toilettengang angemessene Intimhygiene durchführen und Transfer in den Rollstuhl mit 2 PK durchführen. Urinflasche immer am Bett in Reichweite von Herrn ... platzieren.
Obstipationsprophylaxe tgl. durchführen (Mobilisation, Bewegung, ausreichend Flüssigkeit, ballaststoffreiche

Ernährung)
Toilettengänge immer mit 2 PK durchführen (Sturzvermeidung): Bew steht am Bett mit Unterstützung von 1 PK und die andere PK entkleidet Bew und stellt Toilettenstuhl bereit.
Beobachtung der Ausscheidungsintervalle und Dokumentation
Katheterpflege und Pflege der Eintrittsstelle wird täglich unter Beachtung der aktuellen hygienischen Richtlinien nach ärztlicher Anordnung von PFK durchgeführt.
Der Katheterwechsel wird regelmäßig durch den zuständigen Urologen durchgeführt.
Urinqualität und –quantität (Menge, Farbe, Beimengungen, Geruch) wird täglich beobachtet und dokumentiert.
Das geschlossene Urinableitungssystem wird nur so oft es nötig ist geöffnet und aseptisch verschlossen.
Harnwegsinfektionsprophylaxe wird täglich durch PFK nach ärztlicher Anordnung durchgeführt (aseptischer Verbandswechsel)
Auf ausreichende Flüssigkeitszufuhr wird geachtet und dokumentiert
Pat bei bevorstehenden Stuhlgängen unter Einbezug der Ressourcen beim Toilettengang behilflich sein. Pat dazu motivieren beim kleinsten Verdacht auf bevorstehenden Stuhlgang einen Toilettengang durchzuführen Intimpflege wird unter Wahrung der Intimsphäre und unter Einbezug der Ressourcen des Pat durchgeführt.
Harnwegsinfektionsprophylaxe regelmäßig durch PFK / PK durchführen: Bei Stuhlgang Reinigungsmaßnahmen nicht nach vorn durchführen, Intimhygiene bei jedem IKM-Wechsel / Toilettengang, regelmäßiger IKM-Wechsel, Flüssigkeitszufuhr beachten, Unterkühlung vermeiden, Vollständige Blasenentleerung anregen, ggf. verbale Unterstützung,
Vollständige Übernahme des IKM-Wechsel am Morgen im

Bett, zum Mittagseinsatz bei Bedarf im Bad und am Abend im Bad Bei Bedarf Hilfe durch Angehörige anfordern
Kontrolle und Dokumentation des Stuhlgangs auf Regelmäßigkeit und physiologische Beschaffenheit durch PFK.
Pat in regelmäßigen Abständen mindestens jedoch 1-mal monatlich fragen ob es Probleme beim Halten des Stuhl-Harnabganges gibt, um bei Problemen schnell zu reagieren
Beckenbodengymnastik soweit möglich nach Standard, 3-mal täglich 10 Minuten durchzuführen
Pat regelmäßig auf der Toilette abführen lassen, dabei ausreichend Zeit geben
Pat zum Dienstbeginn erklären, dass er sich jederzeit melden kann um Hilfe zu erhalten.
Auf nonverbale Zeichen achten, die einen Drang zum Toilettengang anzeigen könnten
Bei Pat auf Unruhe sowie herumnesteln an der Kleidung achten
Regelmäßige Toilettengänge nach Verordnungsrhythmus: 7:00 Uhr, 10:00 Uhr 13:00 Uhr, 16:00 Uhr 19:00 Uhr und zusätzlich nach Bedarf
Hautinspektion bei allen Maßnahmen der Inkontinenzversorgung. Hautpflege mit W/O – Emulsion. Bei wunden Stellen hauchdünn Mirfulan Salbe auftragen.
Pat motivieren am sozialen Leben teilzunehmen
Beratung, Anleitung und Schulung von Angehörigen zur Versorgung des Stomas
Die Ehefrau leert 2-mal tgl. den Katheterbeutel, bei Besonderheiten informiert die Ehefrau das Pflegepersonal und den Hausarzt.
Abführhilfe mit Klistier nach Arztanordnung, spätestens nach drei Tagen ohne Stuhlgang.
Nahrungsaufnahme in kleinen Mengen auf fünf Mahlzeiten verteilt, immer im Sitzen, nach dem Essen nicht hinlegen
Pat bei Bedarf die Bettpfanne reichen und die Urinflasche am

Bett bei Bedarf zu leeren
4 bis 6 mal am Tag Inkontinenzmaterialwechsel (Euro grün L für den Tag) und Intimhygiene mit 2 PK durchführen
Toilettenstuhl im Zimmer bereitstellen für Pat, die in der Beweglichkeit eingeschränkt ist
Beruhigende Gespräche während der Pflegemaßnahmen hierbei Handlungsabläufe erklären
Im Sanitärbereich auf eine helle Beleuchtung achten und für eine angenehme Atmosphäre sorgen
Vorhandene Ressourcen werden unterstützend zum Wohlbefinden von Pat eingesetzt.

11. An- und Auskleiden

Hier findest du Formulierungshilfen zur Aktivität An- und Auskleiden.

Zur Aktivität "An- und Auskleiden" gehören folgende inhaltliche Kategorien:

An- und Auskleiden

Kann der Pflegebedürftige das An- und Auskleiden selbstständig übernehmen oder benötigt er Hilfe? Welche Hilfsmittel werden vom Pflegebedürftigen verwendet oder sollten verwendet werden (z.B. Anziehhilfe bei Thromboseprophylaxestrümpfe)?, Kann er das An- und Auskleiden koordiniert übernehmen oder verwechselt er teils die Reihenfolge der Kleidung?

Pflegezustand und Art der Kleidung sowie bevorzugte Kleidung

Welche Art von Kleidung bevorzugt der Pflegebedürftige? Zieht er gern Röcke oder Jogginganzüge an? Ist die Kleidung in einem gepflegten und intakten Zustand? Ist ausreichend Kleidung vorhanden? Welche biografischen Besonderheiten sollten bei der Kleidung beachtet werden? -> Wichtig bei Demenz!

Teilweise findest du in den Formulierungshilfen auch Pflegediagnosen. Diese sind mit "PD" abgekürzt.

11.1 Mögliche Probleme:

PD: Selbstversorgungsdefizit sich kleiden E: Aufgrund akuter Erkrankung und eingeschränkter Mobilität S: Herr ... kann sich UK nicht selbstständig an- und auskleiden
P: Bew kann sich nicht selbstständig An- und Auskleiden PD: Selbstversorgungsdefizit: Sich kleiden E: Altersbedingte Schwäche, Bewegungseinschränkungen S: Bew kann Ober- und Unterkörper nicht an- oder auskleiden
P: Bew lehnt Kleidungswechsel oft ab E: Subjektive Erfahrungen S: Bew möchte die Kleidung schonen und deshalb möglichst lange tragen
Bew benötigt zeitweise etwas Hilfe beim An- und Auskleiden aufgrund der Demenz
Pat kann aufgrund seiner kognitiven Hirnleistungsstörungen die Notwendigkeit des Bekleidungswechsel nicht immer erkennen
Pat kann die Kleidungsstücke nicht situationsabhängig wählen oder an diese gelangen aufgrund der körperlichen und geistigen Einschränkungen
Die Fähigkeit, das äußere Erscheinungsbild in einem gepflegten Zustand zu halten, ist aufgrund der Demenz reduziert
Selbständige Wahl der Kleidung nicht möglich, da gestörtes Wärme und Kälteempfinden
Pat verträgt bestimmte Materialien von Bekleidung nicht
Pat benötigt Hilfestellung beim An-und Auskleiden, da Pat des Öfteren die Reihenfolge verwechselt
Pat hat aufgrund des körperlichen Allgemeinzustandes (rechte Seite gelähmt durch Apoplex) Defizite beim An- und Auskleiden

Pat ist aufgrund einer thromboseverdachtsbedingten Bettruhe sowie durch seine iv. Zugänge im selbständigen An- und Auskleiden eingeschränkt.
Pat kann aufgrund kognitiver Einschränkungen einzelne Handlungsabläufe beim An- und Auskleiden nicht nachvollziehen, benötigt hierfür die volle Übernahme durch Pflegekräfte
Pat kann wegen Adipositas Kompressionsstrumpfhose nicht selbstständig anziehen
Aufgrund des momentanen Zustandes ist Pat nicht in der Lage selbst für den täglichen Bekleidungswechsel zu sorgen.

11.2 Mögliche Ressourcen:

Frau ... kann je nach Tagesform die brustwärts liegenden Knöpfe selbstständig öffnen und schließen
Bew kann sich unter Anleitung selbst An- und Auskleiden
Bew äußert Wünsche zur Wahl der Bekleidung, Möchte gern alte Sachen anziehen
Bew. ist motiviert mit zu machen beim An und Auskleiden des Ok
Bew. legt Wert auf ein gepflegtes Äußeres
Sucht sich der Witterung entsprechend Kleidung aus, legt sich diese soweit möglich, zurecht
Bew kann sich teilweise selbst An- und Auskleiden
Bew orientiert sich bei der Kleidungsauswahl am Wetterbericht im Fernsehen, Bew kann Wünsche und Vorlieben äußern, Bew kann Arme bis Kopfhöhe anheben und Beine anheben, Bew trägt gern Hosen und warme Pullover, Bew ist es gewohnt zur Nacht Nachtunterwäsche zu tragen
Bew lässt sich beraten und motivieren einen Kleiderwechsel durchzuführen
Angehörige besorgen neue Kleidung

Pat kann Wünsche und Bedürfnisse äußern, Pat legt Wert auf ein gepflegtes Erscheinungsbild, Pat hilft beim An- und Auskleiden im Rahmen seiner Möglichkeiten mit
Pat hat Angehörige die sich um die Kleidung kümmern. Pat akzeptiert Hilfe durch Pflegepersonal
Pat erhält Unterstützung beim Waschen ihrer Kleidung
Pat kann Hilfe anfordern entsprechend ihres Wärme/Kälteempfindens
Pat kann Kleidungsstücke waschen und instand halten
Pat ist mit seinem Aussehen zufrieden
Pat trägt am gern am Tag über Pullover
Pat akzeptiert die Einschränkung, ist trotzdem motiviert, sich zumindest teilweise anzuziehen
Pat akzeptiert Übernahme des An- und Auskleidens durch Pflegekraft
Pat erlernt neue Strategien, mit denen sie mehr beim An- und Auskleiden mitwirken kann
Pat ist motiviert, die Pflegemaßnahme zu unterstützen, und zeigt entsprechende Verhaltensweisen
Pat kann je nach Tagesform, Slip, Strümpfe und Unterhemd selbständig anziehen
Pat kann Knöpfe selbstständig öffnen und/oder schließen

11.3 Mögliche Ziele:

Pat ist in individuellem Maße gekleidet
Wünsche und Bedürfnisse sind bekannt und werden wahrgenommen
Pat fühlt sich wohl
An- und Auskleiden ist in durchgeführt
Kleidungswechsel sind regelmäßig erfolgt
Bew fühlt sich wohl und ist nach eigenen Wünschen gekleidet
Selbstbestimmungsrecht ist akzeptiert
Herr ... ist zur eigenen Zufriedenheit gekleidet

Bew ist in die Kleidungsauswahl einbezogen
Bew friert oder schwitzt nicht
Bew hat gepflegtes Äußeres und ist individuell gekleidet
NZ: Bew kleidet sich selbst den OK an und aus
FZ: Bew kleidet sich selbst vollständig an und aus
Bew hat Tagesstrukturierung durch Handlungen des Kleidungswechsels
Pat erkennt verschmutzte Kleidung.
Pat hat eigene Kleidung
Pat hat eine intakte Haut durch angepasste Materialien der Kleidung
Pat hat passende Schuhe
Pat ist nachts mit entsprechender Nachtbekleidung und am Tag mit Tagesbekleidung gekleidet
Individuelle Bedürfnisse in Bezug auf Bekleidung sind beachtet
Pat hat Schuhe mit Klettverschluss
Pat entscheidet selbst welche Kleidung er anziehen möchte
Pat äußert Wohlbefinden nach Bekleidungswechsel
Pat kann rechts und links der Schuhe erkennen.
Pat kennt Sinn und Zweck des An- und Auskleidens
Reihenfolge beim Bekleiden wird durch Pat eingehalten
Pat kann mit Hilfsmitteln umgehen, fühlt sich sicher
Pat erkennt sich wieder

11.4 Mögliche Maßnahmen:

Kleidung für den folgenden Tag wird zusammen mit dem Pat aus dem Schrank genommen und bereitgelegt. Aktuelle Wetterverhältnisse werden beachtet.
Das An- und Auskleiden wird unter Einbezug der Ressourcen von der PK teilweise übernommen. Kleidung wird stets zuerst von der betroffenen Körperhälfte her angezogen. Beim

Ausziehen der Kleidung wird umgekehrt vorgegangen.
Zu den Mahlzeiten wird die Kleidung abgedeckt um eine Verschmutzung zu vermeiden.
Pat beim An- und Auskleiden des OK und UK am Morgen und am Abend unter Einbezug der Ressourcen vollständig behilflich sein (siehe AEDL 4)
Auf Wünsche und Bedürfnisse der Pat eingehen und Selbstbestimmungsrecht beachten und danach handeln
PK motiviert Bew zum Kleidungswechsel und berät über die Vorteile eines regelmäßigen Kleidungswechsels Getragene Kleidung wird durch ... regelmäßig gewaschen
Tgl. wechseln der Bekleidung im Frühdienst und bei Bedarf im Abenddienst.
Bew bei Bedarf wärmere Kleidung anziehen / - lassen
Reinigung der Kleidung erfolgt bei Bedarf durch das PP
Bew beim Ankleiden anleiten und motivieren. Bew jeden einzelnen Schritt erklären. Bew bei Bedarf beim Ankleiden unterstützen. (PFK,PK)
Bew beim Auskleiden anleiten und motivieren. Bew jeden einzelnen Schritt erklären. Bew bei Bedarf beim Auskleiden unterstützen. (PFK,PK)
Zusammen mit Bew jeden Abend und bei Bedarf neue Kleidung aus dem Kleiderschrank aussuchen. Bew soll die Entscheidung allein treffen. Bew jedoch beratend unterstützen. (PFK,PK)
Bei beschmutzter Kleidung Bew in privater Atmosphäre darauf aufmerksam machen und einen Kleidungswechsel vorschlagen. Bew beraten und ggf. unterstützen. (PFK,PK)
Oberbekleidung: Ärmel des Shirts aufkrempeln, Arm der Pflegekraft in Ärmel einführen, Arm bzw. Hand des Bew. fassen und Ärmel überziehen. Oberkörper aufrichten zu zweit, Shirt über den Kopf ziehen und im Rücken glätten. Hose: Hosenbeine aufkrempeln, anziehen und bis zu den Oberschenkeln hochziehen, Bew. auf die Seite drehen, andere PK sichert vor Herausfallen, Hose über das Gesäß

ziehen, Bew. zurück drehen und Hose über die Hüfte ziehen. Schuhe: Währen Bew. an der Bettkante sitz und von einer PK gesichert wird, zieht zweite PK dem Bew. die Schuhe an
Kleidungswahl nach Wunsch, dabei dahingehend anleiten, das keine zu enge Kleidung gewählt wird
Darauf achten, dass Bew festes Schuhwerk trägt wegen der Sturzgefahr
Auf eine einfache, unkomplizierte Kleidung mit Klettverschluss und Druckknöpfen achten, weitere Hilfsmittel wie Schuhanzieher usw. anbieten
Ausreichende Kleidung bereithalten. Defekte Kleidung ersetzen bzw. aus Garderobe entfernen
Hausschuhe mit Fersenschluss für besseren Halt des Fußes zuletzt anziehen. In die Hosentasche ein Papiertaschentuch für evtl. Speichelentfernung stecken.
Regelmäßiges bereitlegen üblicher (jahreszeitgemäßer) Bekleidung Beobachtung und Impulsgabe zur Auswahl der angebotenen Kleidung
Pat wird vor dem Kleiderschrank geführt und wählt mit Pflegepersonal Kleidung aus (PK wirkt nur beratend)
Pat nur so weit helfen wie notwendig, Unterstützung und Anleitung geben indem die Kleidung in richtiger Reihenfolge angereicht wird.
Pat soll die Plätze, an denen er seine Kleidung ablegen/aufbewahren möchte, selber aussuchen
Pat zur Mithilfe beim An- und Auskleiden des Oberkörpers motivieren um Ressourcen zu erhalten bzw. zu fördern
Pat einfühlsam über seine Situation informieren
Beim An- und Ausziehen der Kompressionsstrümpfe unterstützen
Bekleidungsstücke mit eigenen lesbaren Namen versehen
Biografischen Hintergrund und Besonderheiten in die Pflege einbeziehen
Einbeziehen von Angehörigen/Betreuer zur Beschaffung von Kleidung

Kontrolle der Bettwäsche und Bekleidungswäsche auf Feuchtigkeit insbesondere bei starken Schweißabsonderungen 3x täglich

12. Ruhen und Schlafen

Hier findest du Formulierungshilfen zur Aktivität Ruhen und Schlafen.

Zur Aktivität "Ruhen & Schlafen" gehören folgende inhaltliche Kategorien:

Einschlaf-, Durchschlafstörungen, Schlafdauer und -bedarf sowie Schlaftiefe und Müdigkeit

Gibt es bei dem Pflegebedüftigen Störungen die das Einschlafen oder / und Durchschlafen negativ beeinflussen? Kann der Pflegebedürftige lange genug schlafen um sein individuelles Schlafbedürfnis zu befriedigen? Ist er am Tage unausgeschlafen? Kann er tief und fest Einschlafen?

Einschlaf- und Schlafgewohnheiten sowie Tag-Nachtrhythmus

Hat der Pflegebedürftige besondere Einschlaf- oder Schlafrituale wie z.B. Nachtlicht etc.? Macht er gern Mittagsschlaf? Hat er einen normalen Tag- und Nachtrhythmus oder ist er häufig in der Nacht wach und schläft am Tag viel? Werden zum Schlafen bestimmte Hilfsmittel benutzt die den Schlaf negativ oder positiv beeinflussen wie z.B. Lagerungshilfsmittel oder Ultraschallvernebler?

Einwirkung von Drogen oder Medikamente

Muss der Pflegebedürftige Medikamente einnehmen die den

Schlaf beeinflussen? Nimmt der Pflegebedürftige Drogen ein die den Schlaf beeinflussen? Gibt es in der Nacht Entzugserscheinungen die den Pflegebedürftigen nicht schlafen lassen?

Teilweise findest du in den Formulierungshilfen auch Pflegediagnosen. Diese sind mit "PD" abgekürzt.

12.1 Mögliche Probleme:

PD: Erschöpfung E: Akute Pneumonie (Erkrankung der Atemwege) S: Herr ... schläft fast den gesamten Tag und die gesamte Nacht und wacht nur kurz auf
P: Bew. äußert Einschlaf- und Durchschlafprobleme zu haben PD: Schlafstörung E: wahrscheinlich Diagnose psychovegetatives Syndrom S: Bew fühlt sich morgens nicht ausgeschlafen und möchte nicht aufstehen
P: Bew nimmt Schlafmedikation ein -> erhöhte Sturzgefahr! PD: Sturzgefahr
Bew ist zeitweise Schlafwandler
Bew hat Durchschlaf- und Einschlafstörungen aufgrund des IKM-Wechsels in der Nacht und dementieller Erkrankung
Bew ist oft desorientiert wenn Sie aufwacht - besonders am Tage kommt sie nach dem Schlafen mit der Tageszeit durcheinander
Pat hat aufgrund seines Hoden CA in Verbindung mit Zukunftsängsten (grübeln über seine Situation) nächtliche Einschlafstörungen.
Pat hat Einschlaf-/Durchschlafstörungen aufgrund von Atemwegserkrankungen mit nächtlichem Husten und Auswurf
Pat hat Einschlaf- und Durchschlafstörungen aufgrund von

Bewegungseinschränkungen, die gewohnte Schlafposition kann nicht eingenommen werden
Pat leidet unter krankheitsbedingten Schlafstörungen durch Atemwegserkrankungen
Pat leidet an unterbrochenen Schlaf, aufgrund nächtlichen Wasserlassens.
Pat wird in der Nacht durch notwendigen IKM-Wechsel im Schlaf durch Pflegepersonal gestört, hat dadurch keinen durchgehenden Schlaf.
Pat hat aufgrund ihrer Demenz Probleme mit dem Tag-Nachtrhythmus
Pat ist häufig nachts unruhig aufgrund der kognitiven Einschränkungen, nestelt an der Kleidung, rüttelt am Bettgitter, schmiert mit Kot.
Aufgrund ihres starken Bewegungsdrang und der Demenz kommt Pat nicht zur Ruhe und zieht sich ihre Nachtkleidung immer wieder an und aus.
Gefahr der Tag – Nacht Umkehr da Pat am Tag viel schläft und nachts öfter den Ehemann ruft
Pat ist häufig müde und unausgeglichen, da er sich oft selbst überfordert und sich zu wenig Ruhe gönnt
Pat schläft nachts schlecht, klagt über Schmerzen und große Müdigkeit, aufgrund der Beuge- und Streckspastiken
Pat nimmt abends schwer verdauliche Speisen zu sich, dadurch kann Pat nur schwer einschlafen und leidet unter Durchschlafstörungen
Gewohnte Schlafposition kann nicht eingenommen werden, aufgrund der Bewegungseinschränkungen
Pat beschreibt, aufgrund von Albträumen wach zu werden
Pat bekommt Medikamente, die eine schlafstörende Wirkung haben
Pat neigt zur nächtlichen Unterzuckerung durch Unruhe und starkes Schwitzen. (Nächtliche Unterzuckerungen treten gehäuft zwischen 2.00 und 3.00 Uhr nachts auf.)
Pat muss zur Entlastung der Schulter den Oberkörper mit

Hilfe von Kissen erhöht lagern

12.2 Mögliche Ressourcen:

Pat hat keine weiteren Ein- und Durchschlafstörungen
Pat hat Angehörige die in der Nacht vor Ort sind
Bew schläft bei allen Rundgängen, Bew hält Mittagsruhe im Sessel, Bew kann Hilfe anfordern
Herr ... reagiert auf Ansprache indem er die Augen öffnet und nickt
Herr ... akzeptiert die Hilfestellung des P.P. und der Ehefrau
Bew hält Ruhephasen ein
Bew schläft sehr gern
Bew hat intakten Tag- und Nachrhythmus
Bew. akzeptiert den Lagewechsel durch PK in der Nacht
Bew geht ca. 22 Uhr ins Bett da Sie noch gern fern sieht
Das Bett richtet Bew allein
Pat benutzt Rufanlage bei Harndrang in der Nacht
Pat berichtet, dass er ohne Leidensdruck einschlafen kann
Pat empfindet die Durchschlafstörungen nicht als belastend
Pat hat einen schmerzfreien Schlaf
Pat kennt Faktoren, die seinen Schlaf verhindern oder stören und kann diese verändern
Pat schläft nachts durch, wenn sie nicht zur Toilette muss
Pat schläft schnell wieder ein nach dem Wasserlassen / IKM Wechsel
Pat fühlt sich geborgen
Pat äußert dass er beim Schlafen bequem liegt
Pat ruht sich aus und bleibt im Bett
Pat akzeptiert die vereinbarten Ruhephasen und hält sich daran
Pat hat feste Schlafenszeiten
Pat kann nachts schlafen und ruht am Tage über die

Mittagsstunde
Pat fühlt sich tagsüber ausgeruht
Pat kennt Faktoren, die ursächlich für sein Ermüden sind und kann diese verändern
Pat kennt Faktoren, die den Schlaf positiv beeinflussen und wendet diese an
Pat kann mithilfe von Entspannungstechniken einschlafen
Pat trinkt abends gerne "Schlaftee"
Pat akzeptiert ärztliche Verordnung regelmäßiger Gabe von Schlafmittel
Pat benutzt eigenständig b.B. Schmerzmittel und Schlafmittel
Pat kennt Wirkungen und Nebenwirkungen von Schlafmedikamenten
Pat erhält Unterstützung durch individuelle Maßnahmen zur Schlafförderung und nutzt diese
Pat weiß das sie Nachtkleidung hat

12.3 Mögliche Ziele:

Pat fühlt sich wohl und schläft ausreichend
Schlafstörungen sind minimiert
Bew schläft in individuellem Maße ausreichend
Herr ... hat einen ausgeglichenen Tag und Nachtrhythmus.
Herr ... ist nicht erschöpft
Bew erhält Ihre Lebensqualität durch einen erholsamen und ausreichenden Schlaf
Störfaktoren sind ausgeschaltet
Tag- und Nachtrhythmus ist eingehalten
Frau ... hat einen schmerzfreien Schlaf
Frau ... nimmt Maßnahmen zur Schlafförderung an
Pat akzeptiert nächtliche Kontrollgänge
Pat akzeptiert Schlafstörungen, kann mit Schlafstörungen umgehen

Pat erkennt die Faktoren, die ihren Schlaf beeinträchtigen oder fördern können.
Pat hat einen geruhsamen Nachtschlaf, Störungen sind weitgehend minimiert
Pat kriegt ausreichend Luft und kann gut schlafen
Pat schläft schnell wieder ein
Pat schläft genug, fühlt sich morgens ausgeschlafen und erholt.
Pat findet einen Schlaf-/ Wachrhythmus und kommt nachts zur Ruhe
Pat erkennt Müdigkeit und gönnt sich auch tagsüber Ruhepausen
Umgebung ist individuell gestaltet
Einschlafrituale sind erkannt und eingehalten
Pat hat einen angstfreien Schlaf
Pat akzeptiert Lagerungen in der Nacht
Pat findet sich auch in der Nacht zurecht
Pat fordert Hilfe durch Pflegepersonal an
Pat ist über physiologisch bedingte Veränderung der Schlafstruktur im Alter informiert und kennt die Schlafregeln
Optimale Sauerstoffversorgung ist gewährleistet

12.4 Mögliche Maßnahmen:

Vor dem Einschlafen wird überflüssiges Sekret in den Atemwegen abgesaugt.
Eine angenehme und individuelle Schlafatmosphäre wird für den Pat geschaffen (Raum abdunkeln, Fenster etwas öffnen, Elektrogeräte ausschalten).
Schwesternrufanlage wird in Reichweite des Pat platziert.
Pat wird befragt, wann er aufstehen möchte.
Zur Mittagsruhe wünscht Pat keinen abgedunkelten Raum / zur Nachtruhe wird der Schlafraum abgedunkelt
Wenn der Pat im Bett liegt werden die Bettseitenteile

hochgestellt auf eigenen Wunsch des Pat
Angehörige beraten bei Schlafproblemen der Pat die Pflegekräfte zu informieren. Bei Bedarf Arztkonsultation und Dokumentation
Bew genau befragen wann und wie lange die Schlafstörungen auftreten und dokumentieren Psychologen zu Rate ziehen und Schlafstörungen besprechen
Störungen durch Kontrollgänge in der Nacht oder zu Ruhezeiten auf ein Minimum reduzieren
Individuelle Einschlafrituale mit Bew durchführen
Evtl. Bett mit eigener Bettwäsche beziehen
Biografiearbeit zum Thema Schlafen durchführen und Angehörige zu Schlafritualen der Bew. befragen
Gabe von Schlafmedikation nach ärztlicher Anordnung durch PFK -> siehe Problem 2
Herr ... für die Zeit der akuten Erkrankung viel Schlaf gönnen. Nur wenn es nötig ist wird Herr ... gestört. Besonders in der Nacht wird für einen ruhigen und erholsamen Schlaf gesorgt, indem Herr ... nur in geringstem Maße gestört wird. Einschlaf- und Schlafrituale werden beachtet.
Bew am Tage in Beschäftigungsmaßnahmen und Betreuungsangeboten integrieren zur Erhaltung des normalen Wach- und Schlafrhythmus
Bew bei Toilettengängen in der Nacht begleiten
In der Nacht kleine Lampe auf dem Tisch der Bew leuchten lassen
Eigene Wünsche und Bedürfnisse der Bew respektieren und danach handeln
In der Nacht 3 Kontrollgänge durchführen
In der Nacht Getränke anbieten (bei jedem Rundgang wenn Bew wach ist)
Schlafverhalten der Bew beobachten
Lagerungen in der Nacht werden von zwei Pflegekräften leise und vorsichtig durchgeführt und durch entsprechendes Inkontinenzmaterial ist eine störungsfreie Nachtruhe

weitestgehend gewährleistet
Individuelle Schlafrituale erfragen, einhalten und fördern
In regelmäßigen Abständen nach Schlafproblemen fragen um schnell zu reagieren und helfen zu können
Pat über Faktoren, die den Schlaf beeinflussen, beraten
Auf leises Arbeiten während der Handlungen achten, Ehefrau nur wecken, wenn Hilfe unumgänglich notwendig durch 2. Kraft.
Bei Einschlafstörungen möglichst zuerst auf traditionelle Mittel zurückgreifen
Eventuelle seelische und emotionale Probleme durch ein klientenzentriertes Pflegefachgespräch aufarbeiten
Lagerungszeiten mit Pat absprechen und diese einhalten
Nachtstuhl neben das Bett stellen, regelmäßige Hilfestellung bei der Miktion anbieten
Um 3.00 Uhr Änderung der 135 Grad Lage auf andere Körperseite. Inspektion der aufliegenden Körperteile auf Druckstellen. Inspektion des Intimbereiches auf Feuchtigkeit und korrektem Sitz des Urinals.
13 - 14.30 Uhr Mittagsruhe und Nachtruhe 20.00 - 7.00 Uhr, zur Nacht erhält Pat Melperon nach ärztlicher Anordnung(siehe Mediblatt)
Beobachtung zu welchen Zeiten Ruhe- und Schlafpausen sinnvoll sind und diese in den Tagesablauf integrieren
Pflegemaßnahmen so koordinieren, dass ausreichend Nacht- und Mittagschlaf gewährleistet ist
Pat nach seiner "Einschlafposition" fragen und ihm helfen, diese einzunehmen
Ansteigende Fußbäder: mit ca. 34°C warmem Wasser beginnen, dann über 20 Min. die Temperatur schrittweise durch Zufügen von heißem Wasser auf 40 °C erhöhen
Träume und Gedanken während des Wachseins äußern lassen, zuhören und Sicherheit geben
Pat dazu anleiten zur Nacht hin ein Glas Saft oder Traubenzucker bereitstehen zu haben, um im Fall der

Unterzuckerung schnell reagieren zu können
Beobachtung, welche Lagerungen schmerzarm sind und das Zittern verringern
Pat eine leichte Zudecke zur Verfügung stellen, dies verhindert Wärmestau und ermöglicht eine bessere Beweglichkeit im Bett
Pat über alle notwendigen Maßnahmen und pflegerischen Versorgungen informieren
Unterstützung bei Führen des Schlaftagebuchs

13. Beschäftigung

Hier findest du Formulierungshilfen zur Aktivität Beschäftigung bzw. Raum und Zeit gestalten.

Zur Aktivität "Beschäftigung" gehören folgende inhaltliche Kategorien:

Spiel, Lernen, Arbeit, Freizeitgestaltung, Hobby, sowie Zeit gestalten

Wie verbringt der Pflegebedürftige seine Zeit? Geht er bestimmten Hobbies nach oder hat er Langeweile? Spielt er gern bestimmte Spiele? Hat der Pflegebedürftige die Fähigkeit seine Freizeit nach eigenen Vorstellungen zu gestalten? Kann er sich am Tagesablauf aktiv beteiligen? Braucht er bestimmte Hilfsmittel um seine Aktivitäten auszuüben?

Eigeninitiative, Motivation Konzentration sowie Neigungen und Abneigungen

Nimmt der Pflegebedürftige aus eigenem Antrieb bei Freizeitangeboten teil? Muss er motiviert werden? Welche Vorlieben und Abneigungen hat er im Bezug auf die Zeitgestaltung? Ist er in der Lage sich auch über einem längeren Zeitraum auf eine bestimmte Aktivität zu konzentrieren? Welche biografischen Informationen müssen beachtet werden (Wichtig bei Demenz)?

Teilweise findest du in den Formulierungshilfen auch Pflegediagnosen. Diese sind mit "PD" abgekürzt.

13.1 Mögliche Probleme:

PD: Beschäftigungsdefizit E: Aufgrund der eingeschränkten Mobilität und der aktuellen akuten Erkrankung S: Herr ... kann nicht an Beschäftigungen teilnehmen, da er akut erkrankt ist
P: Bew lehnt Neues ab E: Subjektives Empfinden S: Reagiert bei Veränderungen ablehnend und verunsichert, verbringt die meiste Zeit des Tages in ihrem Zimmer
P: Gefahr der Isolation PD: Isolationsgefahr E: Eigene Werte und Empfindungen S: Bew lehnt Gruppenangebote und Spaziergänge meist ab
P: Pat kann sich nicht selbstständig beschäftigen E: Aufgrund der Immobilität und der Diagnose Demenz S: Pat wirkt den gesamten Tag teilnahmslos
Bew kann aufgrund der Sehbeeinträchtigung bestimmte Beschäftigungsangebote nur eingeschränkt wahrnehmen
Hr. ... ist aufgrund des appallischen Syndroms nicht in der Lage sich alleine zu beschäftigen.
Durch linksseitige Hemiparese sind die Beschäftigungsmöglichkeiten reduziert
Pat gestaltet seinen Tagesablauf unstrukturiert aufgrund der kognitiven Einschränkungen
Pat hat Konzentrationsschwierigkeiten, der Tagesablauf ist gestört
Pat ist motorisch nicht in der Lage an Beschäftigungsangeboten teilzunehmen
Pat ist nicht mehr in der Lage sich selbständig zu beschäftigen aufgrund ihrer fortgeschrittenen Demenz und ihres starken Bewegungsdranges
Pat benötigt Angebote zur Beschäftigung aufgrund der Antriebslosigkeit, Gedächtnisschwäche, Denkstörungen

Pat hat früher sehr viel gearbeitet und kann sich mit der heutigen Situation nicht abfinden, dadurch häufig Stimmungsschwankungen und Depressionen
Pat lehnt Beschäftigungsangebote des Hauses ab
Aufgrund einer Doppelorientierung von realer und psychotischer Welt kann Pat sein Leben nicht selbständig gestalten
Pat hat aufgrund ihrer Grunderkrankung nur ein eingeschränktes Beschäftigungsfeld, zieht sich gerne aus der Gemeinschaft zurück
Pat hat aufgrund von Ideenflut keine Zeit, die täglichen Dinge des Lebens zu erledigen
Pat ist aufgrund Schmerzen nicht in der Lage sich alleine zu beschäftigen
Pat ist desorientiert, die selbständige Tagesgestaltung ist beeinträchtigt
Pat spielt gern Lotto, versteht aber die Spielregeln nicht und ist jedes Mal sehr enttäuscht und verärgert, wenn er nicht den erhofften „Sechser" hat
Pat nimmt nicht an Beschäftigungsangeboten des Hauses teil.
Pat kann eigene Wünsche und Bedürfnisse aufgrund der Erkrankung nicht adäquat äußern und einfordern

13.2 Mögliche Ressourcen:

R: Pat hat einen ausgefüllten Tagesplan, Pat gibt keine Langeweile an, Pat hat Angehörige die ihn unterstützen
Angehörige der Pat sind den gesamten Tag in der Nähe
Bew. schaut gegen Abend gern fern nur den NDR, kann Fernseher an und ausschalten, Bew. rätselt gern, Töchter versorgen sie mit Rätselzeitungen, sie sagt das ist das beste Mittel zum ablenken Bew. bekommt regelmäßig nachmittags Besuch von ihren Töchtern und Enkelkinder, sie trinken

zusammen Kaffee. Töchter gehen regelmäßig mit Bew. den Flur der Einrichtung auf und ab mit Begleitung und Hilfsmittel Stock, sie fühlt sich beim laufen gangsicher
Bew. sitzt gern bei schönem Wetter mit Angehörigen auf der Terrasse und unterhält sich mit anderen Bewohnern, beschäftigt sich seit Jahren allein, Bew. nimmt mit Angehörigen bei besonderen Anlässen an Großveranstaltungen teil, Bew. Freut sich über Besuch, besonders wenn ihre Töchter kommen
R: Herr ... kann kommunizieren, er ist nett und freundlich zu den Personen in seinem Umfeld
Herr ... akzeptiert die Hilfestellung seiner Ehefrau und Familie
Bew hat Angehörige, die sich in die Beschäftigung integrieren
Bew hat Wellensittich um den sie sich teilweise kümmert
Bew unternimmt viel mit ihrer Mitbewohnerin
Bew mag Spiele
Bew. akzeptiert festen Tagesablauf
Bew. akzeptiert Medien (Fernsehen, Radio)
Frau ... ist gerne unter Menschen
Frau ... pflegt den Kontakt zu ihrer Tochter
Bew. ist in der Lage sich aus eigenen Antrieb selbstständig sich zu beschäftigen
Bew. schaut gern fern in seinem Zimmer
Äußert Wünsche und Bedürfnisse
Pat hat Freude an Hausarbeit
Pat erlebt ihren Tagesablauf als sinnvoll
Pat kann seinen Tagesablauf selbstständig gestalten
Pat wird gegen Nachmittag aktiv und verlässt selbstständig das Haus
Pat äußert Freude an Beschäftigung und Aktivitäten
Pat hat eigene Motivation zur Beschäftigung
Pat ist motiviert die Beschäftigungsangebote zu unterstützen und zeigt entsprechende Verhaltensweisen
Pat kann Lösungswege entwickeln

Pat kann Mitmenschen motivieren
Pat kann sein Verhalten in Gesprächen reflektieren
Pat kann sich über kleine Erfolge freuen
Pat lässt sich für bestimmte Tätigkeiten begeistern
Pat äußert Spaß an den Gruppenangeboten zu haben
Pat nimmt am Gottesdienst teil
Pat nimmt selbständig Kontakt zu Mitbewohnern auf
Pat hat früher sein Hobby zusammen mit anderen Menschen ausgeübt
Pat hat früher viel Gartenarbeiten gemacht, war tagsüber immer an der frischen Luft
Pat ist musikalisch, besitzt eigenes Klavier im Zimmer, welches er auch benutzt
Pat freut sich vom Pflegepersonal kleine Aufgaben zu bekommen, wie zum Bsp.: Kartoffel schälen
Pat kann Hilfsmittel selbstständig nutzen
Pat erkennt die Notwendigkeit der Verhaltensänderung und ist bereit Neues auszuprobieren
Pat kann Gefühle und Sorgen mit der Bezugsperson besprechen
Die tägliche Lebensgestaltung ist trotz der Einschränkungen weitestgehend möglich

13.3 Mögliche Ziele:

Pat fühlt sich wohl
Wünsche und Bedürfnisse sind erkannt und akzeptiert
Selbstbestimmungsrecht ist erhalten
Bew ist ins Gemeinschaftsleben integriert
Herr ... nimmt an Beschäftigungsangeboten teil
Bew ist nach eigenen Wünschen und Bedürfnissen beschäftigt
Bew ist zur Beschäftigung motiviert

Bew kann sich auch für längere Zeit bei der Beschäftigung konzentrieren
Bew. hat einen strukturierten Tagesablauf
Bew hat Kontakte zu Mitbewohnern
Frau ... ist mit dem Tagesablauf zufrieden
Pat beherrscht Entspannungstechniken
Pat beschäftigt sich ihren Fähigkeiten entsprechend
Pat beschäftigt sich und fühlt sich wohl dabei
Pat findet sich im Tagesablauf zurecht
Pat äußert Wunsch nach Beschäftigung
Pat erlebt durch die Beschäftigung ein positives Selbstwertgefühl
Pat hat neue Perspektiven und ist bei der Lebensgestaltung unterstützt
Die Konzentrationsleistung ist gefördert
Teilnahme am gesellschaftlichen Leben ist gewährleistet
Pat äußert Entspannung
Pat äußert Freude an Beschäftigungen und bei Aktivitäten
Pat fordert Hilfe zur Beschäftigung an
Pat zeigt Wohlbefinden durch Mimik und Gestik, äußert verbal Zufriedenheit.
Interessen sind bekannt
Pat kann Einkaufszettel selbständig erstellen, bewusst und sparsam einkaufen
Pat nimmt mit Hilfsmitteln an Aktivitäten außerhalb der Einrichtung teil
Pat kann Misserfolge realistisch einschätzen

13.4 Mögliche Maßnahmen:

Pat sieht am Abend gern TV, Am Nachmittag werden Spaziergänge durchgeführt (Transfer vom Hausrollstuhl in den Multifunktionsrollstuhl VÜ durch PFK unter Einbezug der

Ressourcen). Anziehen jahreszeitlich angepassten Kleidungsstücke, Notfallkoffer wird an die Griffe des Rollstuhls gehangen, (Vollständigkeit/Funktionsfähigkeit Absauggerät wird zu Dienstbeginn überprüft). Pat verlässt ca. 16 Uhr mit PFK das Haus (EG) über eine Rampe (zwei Stufen müssen überwunden werden) um im Ort eine Spazierfahrt zu machen. Die jeweilige Route bestimmt Patient durch nonverbale Richtungsvorgabe mit der rechten Hand selber.

Pat erstellt zusammen mit Angehörigen und PFK einen Wochenplan für die Beschäftigung.

Pat wird auch oft zu Veranstaltungen außer Haus eingeladen. PFK begleitet Pat zu diesen Veranstaltungen.

Angehörige zu möglicher Beschäftigung beraten und die Beratung dokumentieren.

Spaziergänge oder andere Vorlieben der Pat durchführen (Fotos anschauen, Filme anschauen usw.) Pat über die bevorstehenden Beschäftigungen informieren und Situationen erklären. Hobbies und Vorlieben sowie Wünsche und Bedürfnisse der Pat unterstützen und fördern Selbstbestimmungsrecht akzeptieren und danach handeln

Bew das Besuchen von Gruppenangeboten immer wieder anbieten und Vorteile aufzeigen (Kontakte zu anderen Bew., Freundschaften, Neuigkeiten erfahren usw.) Bew eine Übersicht der geplanten Gruppenaktivitäten im Voraus geben, damit sie sich auf die Aktivitäten vorbereiten kann und Bew fragen an welchen Aktivitäten sie gern teilnehmen möchte. Bew in die Planung von Gruppenaktivitäten einbeziehen und ihre Ideen so weit möglich umsetzen Einzelbetreuung mindestens 1-mal wöchentlich durch BK, dabei auf Hobbies, Vorlieben und die Biografie der Bew eingehen, Bew anbieten kleinere neue Aktivitäten auszuprobieren, Bew und Angehörige zu Gruppen- und Großveranstaltungen rechtzeitig einladen Angehörige und Bew in die Gestaltung und Planung der Veranstaltungen

einbeziehen und dabei auf Wünsche und Vorlieben eingehen Den Kontakt zu den Angehörigen pflegen und ausbauen
Sobald es der Allgemeinzustand zulässt, wird Herr ... in Kontakt mit anderen Patienten der Station gebracht. Herr ... wird mobilisiert und wenn er möchte, in den Aufenthaltsraum der Station gebracht. Wenn Herr ... es möchte wird ihm die aktuelle Tageszeitung in Reichweite gelegt oder das gewünschte Programm im Fernseher eingestellt.
Die Ehefrau mobilisiert Hr. ... am Nachmittag in den Rollstuhl und integriert ihn mit in den Alltag.
Bew durch Medien über das aktuelle Zeitgeschehen informieren
Bew motivieren an sozialen Veranstaltungen teilzunehmen
Bew die Beschäftigung anbieten die sie mag. Bew bei der Beschäftigung möglichst viel Abwechslung bieten, damit ein Spiel für die Bew nicht langweilig wird. Die Zeit für ein Spiel oder eine Beschäftigung langsam erhöhen um Bew an längere Konzentrationsphasen zu gewöhnen. Bew stets fragen, was sie machen möchte. Bew bei ihrer Entscheidung unterstützen. Wenn Bew nicht an Beschäftigung teilnehmen möchte, diese Entscheidung akzeptieren und andere Möglichkeiten aufzeigen, wie z.B. fernsehen. (PK, PFK, BK)
Bew jeden Tag am Morgen die Beschäftigungsangebote zutragen und Bew fragen ob sie an bestimmten Angeboten teilnehmen möchte. Bew dann zu den Angeboten abholen und begleiten. (PK, PFK, BK)
Bew zur Teilnahme an Beschäftigungsangeboten motivieren und anleiten sowie begleiten. Entscheidung der Bew akzeptieren. Mitbewohnerin in Beschäftigungsangebote mit einbeziehen. (PK, PFK, BK)
Bew. wird morgens nach der Grundpflegerischen Versorgung in den Rollstuhl mobilisiert und in den Aufenthaltsraum, wo die anderen Bewohner sich aufhalten, gebracht
Frühere Hobbys und Interessen erfragen (Musik, Fernsehen

usw.) und dementsprechend Angebote machen.
Bew Texte mit einer größeren Schrift anbieten (Schriftgröße 20), Bücher für Bew bereitstellen die über eine große Schrift verfügen, Bew Kreuzworträtsel mit großer Schrift anbieten, Hörspiele anbieten
Beschäftigung im Haushalt anregen, wie z.b. Einkaufen, Kochen, Putzen, Bügeln, Wäsche sortieren, Waschen
Loben für Erfolge bei allen Eigenaktivitäten (beim selbstständigen Gehen, bei Teilnahme an einer Beschäftigung)
Schwierigkeitsgrad der Aktivitäten langsam steigern (längere Zeitdauer, Aktivitäten mit höherer Konzentrationsleistung)
Spätestens nach 20 Minuten Beschäftigung abbrechen, um eine Überforderung zu vermeiden
Bew das Spielen von Gesellschaftsspielen anbieten, die das Denken und das Gedächtnis fördern (z.B. Halma, Mensch ärgere dich nicht), dabei auf eine Überforderung achten und bei Überforderung sofort abbrechen
Gesprächsbereitschaft und Zeit für verbale bzw. nonverbale Äußerungen signalisieren
Beschäftigungsplan gut sichtbar aushängen
Biografieorientierte Beschäftigungstherapien
Das P.P. mobilisiert Pat im Frühdienst in den Rollstuhl und führt ihn nach der Pflege in die Küche, dort wird er von der Ehefrau mit in den Alltag integriert.
Durch persönliche Gegenstände Orientierungshilfen geben (im Zimmer Bild von zuhause aufhängen)
Grad der Selbstständigkeit, finanzielle Situation und Unterstützungsbedarf erfassen
Lebensräume individuell mit eigenen Möbeln, Bildern, Erinnerungsgegenständen im Sinne von Wohnlichkeit gestalten
Hilfsmittel bereitstellen zur Bewältigung von Einschränkungen (z. B. Brille, Lupe, Hörgerät, Rollstuhl, Buchhalterung, Großdruckbücher, Griffverdickungen für Stifte)

Hilfsmittelbedarf prüfen und über mögliche Hilfsmittel und deren Finanzierung informieren und beraten
Angehörige über Betreuung, Gestaltung der Umgebung und therapeutische Angebote informieren
Pat über die Selbstbestimmungsmöglichkeiten und Rechte bei der Betreuung und bei freiheitsentziehenden Maßnahmen informieren
Wünsche und Bedürfnisse beachten und respektieren

14. Mann / Frau sein

Hier findest du Formulierungshilfen zur Aktivität Mann oder Frau sein.

Zur Aktivität "Mann / Frau sein" gehören folgende inhaltliche Kategorien:

Art und Weise des Ausdrucks, Erscheinungsbild sowie Rollenverhalten

Verhält sich der Pflegebedürftige wie eine Frau oder wie ein Mann? Kleidet er sich geschlechtsspezifisch? Kann er seiner Rolle als Mann oder Frau gerecht werden? Wird er von anderen Menschen als Frau oder Mann wahrgenommen? Fühlt er sich als Mann oder Frau wohl?

Partnerschaft, (körperliche oder emotionale) Nähe und Distanz, Sexualität

Lebt der Pflegebedürftige in einer intakten Partnerschaft oder Ehe?, Kann er körperliche oder emtionale Nähe zulassen? Kennt er persönliche Grenzen oder überschreitet er diese Grenzen oft gegenüber Mitmenschen? Kann er Distanz wahren? Kann er seine Sexualität ungestört ausleben? Lebt er seine Sexualität unangemessen aus? Kann der Pflegebedürftige über seine Probleme offen sprechen? Lässt der Pflegebedürftige nur gleichgeschlechtliche Pflegekräfte zu?

Störungen in der Libido oder Potenz, Mensis, Menopause, Verhütung sowie andere Erkrankungen und Hilfsmittel

Hat der Pflegebedürftige Potenzstörungen oder Störungen seiner sexuellen Lust? Gibt es Erkrankungen die ihn daran hindern seine Sexualität auszuleben? Welche Hilfsmittel werden benutzt? Welche biografischen Besonderheiten müssen beachtet werden?

14.1 Mögliche Probleme:

Pat kann sich aufgrund ihrer Demenz zu dieser Thematik nicht äußern
Pat kann aufgrund Ihrer Erkrankungen selbst keinerlei Probleme benennen, Schamgefühl kann nicht geäußert werden
Pat kann Wünsche in Bezug der Intimität nicht zum Ausdruck bringen aufgrund der kognitiven Einschränkungen
Pat fühlt sich aufgrund der OP nicht mehr als ganze Frau
Pat kann aufgrund der Erkrankung seine eigenen Persönlichkeitsmerkmale nicht mehr erkennen
Pat hat bedingt durch seine Semikastration ein gestörtes Selbstbild, indem er sich nicht mehr als vollwertiger Mann fühlt.
Pat hat nach Brustamputation Schwierigkeiten, sich als Frau anzunehmen
Pat lebt seine Sexualität offen aus, (z.B. masturbiert er auf dem Wohnbereich) aufgrund der mangelnden Urteilskraft.
Pat hat ein ausgeprägtes Schamgefühl, lehnt männl. PK ab
Pat äußert, dass er seit der Stomaanlage sehr unsicher im Kontakt mit seiner Frau ist
Pat leidet an Erektionsstörungen aufgrund der diabetischen Mikroangiopathie
Pat erkennt in einem Mitarbeiter oder in einer fremden Person (Besucher) seine Jugendliebe wieder

14.2 Mögliche Ressourcen:

Keine pflegerelevanten Probleme bzw. Ressourcen vorhanden, da nicht eingeschätzt werden kann ob sich Pat ihrer Rolle als Frau bewusst ist.
Bew ist sich Ihrer Rolle als Frau und Mutter bewusst und kann Hilfe bei Bedarf anfordern
Herr ... fühlt sich in seiner Rolle als Mann wohl und bestätigt
Herr ... akzeptiert die Pflege von einer weiblichen P.P.
Bew. ist in der Lage Bedürfnisse zu äußern
Pat schwärmt gerne von ihrem "Traummann, mit dunklen Haaren"
Pat verdrängt seine Sexualität nicht
Pat fühlt sich als Frau und zeigt es auch durch Kleidung
Pat legt auf Erscheinungsbild wert
Pat fühlt sich in der Selbstständigkeit und Geschlechterrolle unterstützt
Pat akzeptiert seine sexuellen Identität (z. B. Homosexualität)
Pat hat ein natürliches Schamempfinden
Pat kann Nähe zulassen
Pat kann sich abgrenzen und akzeptiert selbst Grenzen anderer
Pat hat dreimal wöchentlich Besuch von ihrem Lebensgefährten
Pat spricht mit dem Partner über Gefühle
Pat kann seine Sexualität ausleben
Pat kennt die Ursache für die Impotenz. Er akzeptiert sie und erreicht auf anderem Weg Zufriedenheit
Pat nimmt bei belastenden sexuellen Problemen professionelle Hilfe in Anspruch
Pat hat Kontakt zu Selbsthilfegruppen
Pat akzeptiert medikamentöse Behandlung
Pat hat neue Lebensperspektiven

14.3 Mögliche Ziele:

Geschlechtsspezifische Kleidung ist gewährleistet
Pat akzeptiert Einschränkungen und Veränderungen
Pat fühlt sich wohl
Wünsche und Bedürfnisse werden erkannt und wahrgenommen
Pat fühlt sich vollwertig. Pat kleidet sich als Mann
Pat nimmt Persönlichkeitsmerkmale wahr (Hygiene, Kleidung, Verhalten)
Pat trägt seinen Schmuck
Damen-, Bartpflege ist täglich durchgeführt
Wertschätzung der Frisur ist erhalten
Pat akzeptiert die neue Rolle
Pat fühlt sich in der Rolle als Frau / Mann akzeptiert
Pat kann Gefühle mitteilen
Pat baut Beziehungen zu Angehörigen / Mitbewohnern auf.
Pat kann Intimität zum Ausdruck bringen
Pat kann sich zurückziehen
Achtung der Persönlichkeit und Wahrung der Intimität ist gewährleistet
Pat zeigt Zuneigung. Gibt Zärtlichkeit
Schamgefühl von Pat ist akzeptiert und respektiert
Pat ist sich Verantwortung gegenüber Sexualpartner bewusst
Ehefrau hat Ansprechpartner im Pflegeteam.
Ehepaar erhält Beratung zur Förderung ihres Sexuallebens in schwieriger Lebenssituation.
Pat akzeptiert Einschränkungen und Veränderungen
Pat spricht über sexuelle Probleme mit Vertrauensperson
Kommunikation über Sexualität ist möglich. Auf Lebenssituation ist eingegangen
Sexuelle Handlungen in der Öffentlichkeit sind beseitigt
Sexuelle Übergriffe sind in der Pflege beseitigt
Pat erhält Unterstützung und kann diese akzeptieren

Pat hat ein positives und bejahendes Selbstempfinden
Angehörige sind einbezogen
Die belastende Situation für beide Betroffene ist aufgelöst
Sexuelle Probleme sind angesprochen und Hilfe ist angenommen
Sexualität ist nicht tabuisiert
Sexualität wird weiterhin ausgelebt ohne Konfrontation mit Dritten

14.4 Mögliche Maßnahmen:

Wünsche und Gewohnheiten werden mit in die Pflege eingebracht.
Befinden, Bedürfnisse, Gefühlsäußerungen und Gewohnheiten erfassen
Die PK macht Pat beim Haare kämmen Komplimente (Z.B.: Sie sehen heute wieder gut aus)
Persönlichkeitsmerkmale durch biografisches Erarbeiten erkennen und zum Wohle von Pat umsetzen
Pat regelmäßige Friseurbesuche anbieten und auf gepflegte Frisur achten
Bei Fehlhandlungen adäquat reagieren Schminkgewohnheiten beachten
Individuelle Kleidungs- und Kosmetikwünsche erfragen und beachten
Über Möglichkeiten zur Bewältigung der Körperbildstörung beraten und informieren. Die Beratung dokumentieren.
Unterstützung bei Ängsten anbieten, Zuwendung und Anerkennung auch nonverbal signalisieren
Auf Wunsch eine gleichgeschlechtliche Pflegeperson sicherstellen und dauerhafte Bezugspersonen zur Wahrung der Intimität möglichen
Nach Möglichkeit Einzelzimmer in der Einrichtung bereitstellen.

Rückzugsmöglichkeiten schaffen
Schamgefühl wahrnehmen und berücksichtigen
Pat wird mit Namen und Sie angesprochen
Pat wird mit Vorname und du angesprochen
Einverständnis zu allen pflegerischen Handlungen einholen
Streicheleinheiten bei der Grundpflege geben ohne das Pat dieses als lästig empfindet
Richtiges Maß an Nähe und Distanz in den Pflegehandlungen berücksichtigen
Pat ermutigen mit dem Partner über Gefühle und Probleme zu sprechen
Einbeziehen der Tochter und Ehefrau
Bei öffentlich sexuellen Handlungen auf dem Wohnbereich, Pat in sein Zimmer begleiten
Kleidung anziehen, mit der sich Pat nicht so schnell entblößen kann
Sexuelle Aktivität akzeptieren, solange sich niemand davon gestört fühlt
Wenn andere Bewohner oder Mitarbeiter gegen ihren Willen in die sexuellen Handlungen mit einbezogen werden, wird ein Arzt hinzugezogen und weitere Maßnahmen besprochen
Bedarf an Hilfsmitteln und Unterstützung ermitteln
Bei Schwierigkeiten mit den Angehörigen, Gespräche anbieten und verständlich machen, dass Verbote und Vorwürfe nicht verstanden werden
Biografische Situation, Besonderheiten erfragen, beobachten und berücksichtigen
Kontakt zu Selbsthilfegruppen vermitteln und ggf. herstellen
Körperliche und emotionale Grenzen festlegen und einhalten
Selbstbestimmung unterstützen und fördern
Zu entspannenden Maßnahmen beraten und dazu anleiten

15. Sicherheit

Hier findest du Formulierungshilfen zur Aktivität Sicherheit.

Zur Aktivität "Sicherheit" gehören folgende inhaltliche Kategorien:

Krankheitseinsicht, Ängste, Zwänge, Antrieb sowie Umgang mit Risikofaktoren und Eigen- und Fremdgefährdung

Wie geht der Pflegebedürftige mit seiner Erkrankung und seinem körperlichen Einschränkungen um? Hat er bestimmte Ängste z.B. vor Stürzen? Leidet er an Zwängen oder hat er nur wenig Antrieb? Wie geht er mit den Risiken (z.B. Sturzrisiko) um die aufgrund seiner körperlichen Einschränkungen vorhanden sind? Kennt er seine Gefährdungen? Kann der Pflegebedürftige auch eine Gefahr für andere Menschen werden?

Umgang mit Medikamenten, Wirkung und Nebenwirkung von Medikamenten

Kann der Pflegebedürftige seine Medikamente selbst beschaffen, vorbereiten und einnehmen? Nimmt er Medikamente die einen positiven oder negativen Einfluss auf seine körperliche und / oder seelische Sicherheit haben?

Verantwortung für die eigene Sicherheit, Orientierung und Verhalten im stationären oder häuslichen Umfeld

Übernimmt der Pflegebedürftige Verantwortung für seine

eigene Sicherheit? Ist er zur eigenen Person, zur Situation zur Zeit und zum Ort orientiert? Wie verhält er sich im Bezug auf seine Sicherheit im stationären oder häuslichem Bereich? Kann er Risikofaktoren die die Räumlichkeiten oder die Ausstattung betreffen umgehen oder ausschalten? Benötigt er Hilfsmittel um die eigene Sicherheit zu gewährleisten?

Teilweise findest du in den Formulierungshilfen auch Pflegediagnosen. Diese sind mit "PD" abgekürzt.

15.1 Mögliche Probleme:

P: Regelmäßige Medikamenteneinnahme und Arztbesuche sind gefährdet E: Verlust der Selbstständigkeit, Immobilität, Diagnose Demenz S: Pat kann Medikamente nicht selbst beschaffen, vorbereiten und einnehmen
PD: Sturzgefahr E: Aufgrund der eingeschränkten Mobilität
Bew ist zeitlich, örtlich, zur Situation und zur Person zeitweise nicht orientiert aufgrund der Erkrankung
Pat ist besonders sturzgefährdet aufgrund der häufig fehlenden Krankheitseinsicht (Anosognosie). Er denkt, er könnte jederzeit aufstehen und weggehen.
Pat kann aufgrund der kognitiven Einschränkungen auf Alltagsgefahren nicht angepasst reagieren (Straßenverkehr). Pat läuft auf die Straße ohne auf den Straßenverkehr zu achten.
Pat kann aufgrund seiner Kommunikationsprobleme nicht immer adäquat Hilfe in verbaler Form zur eigenen Sicherheit in Notfallsituationen herbeiholen.
Pat kann den eigenen Körper aber auch Gegenstände nicht in räumliche Beziehung bringen aufgrund der Agnosie

Pat kann nicht mehr für ihre eigene Sicherheit sorgen auf Grund ihrer Demenz und kann die Notrufanlage nicht mehr betätigen
Pat leidet an Asthma bronchiale. Das Sicherheitsgefühl von Pat ist aufgrund möglicher lebensbedrohlicher Zustände beeinflusst
Pat ist aufgrund Leberzirrhose mit anzunehmender Verschlechterung suizidgefährdet
Pat ist nur eingeschränkt in der Lage die Körpertemperatur zu regulieren aufgrund der verminderten Urteilskraft
Pat sammelt und hortet Nahrungsmittel und isst verdorbene Speisen aufgrund der verminderten Urteilskraft.
Gefahr einer Vergiftung durch unsachgemäßen Gebrauch von toxischen Substanzen wie Alkohol, Medikamente, verdorbene Nahrung, Pflanzen und giftigen Stoffen
Pat ist zunehmend desorientiert, erkennt die Angehörigen zeitweise nicht mehr, findet das eigene Zimmer zeitweilig nicht mehr, ist zur eigenen Person zeitweise nicht mehr orientiert
Pat entwickelt eine große Sturzangst, nachdem er bereits einmal gestürzt ist. Dies zeigt sich durch einen sehr unsicheren Gang (Kleine Schritte, am Handlauf festhaltend)
Pat hat keine Kontrolle über willkürliche Bewegungen aufgrund der Erkrankung. Es besteht Verletzungsgefahr durch Herausfallen aus dem Bett oder seitliches Absinken im Rollstuhl.
Pat ist sturzgefährdet aufgrund der Bewegungseinschränkung und der orthostatischen Hypotonie, die schnell Schwindel verursacht
Sicherheit von Pat ist sturzgefährdet durch steile Treppen, ungeeignete Sanitäranlagen und rutschende Teppiche. Pat überschätzt eigene Kräfte
Pat äußert ein Wissensdefizit über die richtige Applikation einer Insulinverabreichung
Pat hat ein Wissensdefizit über die Einnahme notwendiger

Medikamente die vom HA entsprechend verordnet wurden, kann selbst den Zeitpunkt der Einnahme nicht mehr bestimmen und die entsprechenden Medikamente nicht richten, bzw. einnehmen.
Pat kann die wichtigen Information (Dosierungsanleitungen, Arztanordnungen, Insulinskala) aufgrund der Sehbeeinträchtigung nicht ablesen
Pat lehnt die Medikamenteneinnahme ab, er hat Angst vergiftet zu werden
Pat kann in Notfallsituationen durch sein Krankheitsbild nicht allein aus dem Bett kommen
Pat lässt zeitweilig Sicherheitsmaßnahmen gegen sich und andere Personen außer Acht und kann akute Risiken nicht einschätzen. Ist nur bei Anleitung und Hilfestellung in der Lage, sich entsprechend anzupassen.
Pat hat keine Akzeptanz zum Sturzrisiko aufgrund der kognitiven Einschränkungen. Pat verlässt den Rollstuhl ohne Vorwarnung und setzt sich somit einem hohem Sturzrisiko aus.
Gefahr des Aufweichens, Reizung oder Mazeration der Haut durch Inkontinenz, Diarrhöe, starkes Schwitzen, Austrocknen der Haut, mangelhafte Ernährung.

15.2 Mögliche Ressourcen:

R: Pat akzeptiert Übernahme durch Pflegepersonal
R: Pat wünscht Übernahme durch Pflegepersonal
Pat benutzt Schwesternrufsystem um Hilfe anzufordern
Pat nimmt Medikamente regelmäßig ein und akzeptiert die Unterstützung
Bew vertraut PP und kann Hilfe anfordern
R: Herr ... kennt das Risiko und macht bei den Prophylaxen aktiv mit.
R: Angehöriger (Sohn) wohnt in der Nähe und besucht Herrn

... ab und zu.
Herr ... akzeptiert die Freiheitseinschränkenden Maßnahmen
Herr ... akzeptiert das Richten der Medikamente und das Verabreichen der Medikamente über die PEG.
Bew kann Wünsche und Bedürfnisse äußern
Bew akzeptiert Hilfsmittel und setzt diese sinngemäß ein
Bew hat Betreuung in allen Angelegenheiten (Nichte)
Bew ist zeitweise zu allen Qualitäten orientiert
Bew hat Hausarzt der ins Haus kommt
Bew. vertraut Pflegekraft
Frau ... wünscht sich aus Sicherheitsgründen in der Nacht das Hochstellen des Bettgitters
Bew. ist zur Zeit, zum Ort, zur Situation und Person voll orientiert
Kann Notrufklingel benutzen und kennt den Umgang damit
Bew kann Worte und Anweisungen umsetzen und verstehen
Pat akzeptiert Orientierungshilfen
Pat fühlt sich in seiner Selbstständigkeit nicht eingeschränkt
Pat kann die Atemsituation selbstständig einschätzen und die Asthmatherapie entsprechend unterstützen
Pat kann die eigene Kraft abschätzen
Pat kennt und benennt seinen Hilfebedarf
Pat erhält angemessene Unterstützung und Hilfsmittel zur Vermeidung von Gefahren
Pat findet sich in seinen Räumlichkeiten zurecht
Pat ist in der Lage, den Anforderungen seines Alltags gerecht zu werden
Pat kann sich koordiniert und sicher bewegen
Pat kennt sein individuelles Sturzrisiko
Pat toleriert den Verbandwechsel
Pat ist über Medikamente und die Applikationsweise informiert
Pat kann sich das Insulin selbst verabreichen und BZ - Messungen durchführen

Pat kennt Wirkungen und Gefahren von Medikamenten, die angeordnet werden
Angehörige sind bereit, die Spritzentechnik zu lernen
Pat erkennt Gefahren und kann sich davor schützen
Pat kennt die Schutz- und Hygienemaßnahmen und hält sie ein
Pat kennt Verhaltensweisen, die schmerzlindernd wirken
Möglichkeiten zur Wohnraumanpassung sind bekannt und beantragt
Pat benutzt angepasste Hilfsmittel
Pat ist motiviert Hilfsmittel einzusetzen
Pat akzeptiert Hilfe durch Pflegepersonal
Pat kann Ängste, Wünsche und Bedürfnisse äußern

15.3 Mögliche Ziele:

Pat hat regelmäßigen Kontakt zu Ärzten und Therapeuten
Individuelle Wünsche und Bedürfnisse sind bekannt und werden wahrgenommen
Pat fühlt sich sicher und verstanden
Medikamentenbeschaffung, -vorbereitung und –einnahme ist gesichert
Angelegenheiten sind geregelt
Bew ist schmerzfrei
Bew hat geregelten Tagesablauf
Bew ist orientiert
Bew kann Anleitungen umsetzen und danach handeln
Bew zeigt Krankheitseinsicht
Behördengänge und Arzttermine sind geregelt
Hygienemaßnahmen sind sichergestellt
Hilfsmittel sind funktionsfähig
Bew. erkennt Gefahren und kann adäquat darauf reagieren
Bew erhält ein individuelles Maß an Sicherheit

Krankheitsverständnis ist geschaffen
Pat akzeptiert Sicherheitsmaßnahmen
Pat erhält angemessene Unterstützung und Hilfsmittel zur Vermeidung von Gefahren
Pat hat eine Vertrauensperson
Pat wohnt in einem sicheren Umfeld und nimmt Hilfe an
Betreuung ist eingerichtet bzw. hat eine Vertrauensperson
Selbstfürsorgekompetenz ist wiederhergestellt
Unversehrter körperlicher Zustand
Pat findet sich zurecht
Neurologe ist eingeschaltet. Orientierungspunkte sind gesetzt. Pat lässt Hilfe zu
Der Umgang mit Gefahren wird beherrscht
Sichere Bewegung in der Wohnung ist gefördert
Sicheres Häusliches Umfeld ist erhalten
Pat erhält regelmäßig nach ärztlicher Verordnung seine Medikamente
Pat kennt Wirkungen und Gefahren von Medikamenten, die angewendet werden
Korrekte Medikamenteneinnahme ist gewährleistet
Selbstapplikation von Medikamenten ist effektiv und fachgerecht
Insulinverabreichung ist sichergestellt.
Pat ist über die Gefahren informiert
Pat kennt Sinn und Zweck der freiheitsbeschränkenden Maßnahmen
Pat lässt sich aus Gefahrensituationen herausführen
Notfallsituationen sind rechtzeitig erkannt
Intakte Haut ist wiederhergestellt
Trinkt mindestens 1500 ml pro Tag
Pat ist motiviert Bein- / Armprothesen anzulegen.
Pat ist informiert und nimmt die Termine regelmäßig wahr
Pat stehen ausreichend Lebensmittel zur Verfügung und weiß wo es sie gibt

Pflegemaßnahmen sind mit Familie besprochen
Wissensdefizit über Ursachen und Maßnahmen ist beseitigt

15.4 Mögliche Maßnahmen:

Medikamente werden durch die PFK vorbereitet und dem Pat unter Einhaltung der „5-R Regel" verabreicht: Tabletten / Kapseln werden gemörsert bzw. geöffnet und mit Joghurt oder Pudding dem Pat verabreicht. Flüssige Medikamente (Tropfen) werden zusammen mit 50 ml Wasser per PEG-System appliziert. Fehlende Medikamente werden durch PFK beim zuständigen Arzt angefordert.
Kontakte zu Ärzten und Therapeuten werden im Namen des Pat vertrauensvoll hergestellt und gehalten. Individuelle Wünsche und Bedürfnisse des Pat werden vertrauensvoll behandelt und an Ärzte und Therapeuten weitergegeben.
Das Schwesternrufsystem wird jederzeit in Reichweite des Pat platziert. Eine Kontrolle der Funktionstüchtigkeit wird immer dann durchgeführt bevor der Pat an einem Ort allein gelassen wird.
Arztkontakt wird durch PFK hergestellt und gehalten PFK stellt bei Bedarf Kontakt zu Hausarzt und Fachärzten her und fordert bei Bedarf Überweisungen, Rezepte und Verordnungen an
Medikamente werden 1-mal wöchentlich durch Pflegefachkraft gestellt, der Bestand kontrolliert und bei Bedarf vom Arzt und der Apotheke angefordert Pat erhält tgl. und bei Bedarf Medikamente nachärztlicher Anordnung (siehe Blatt „Medikation") von PFK unter Aufsicht verabreicht Weitere ärztliche Anordnungen werden nach Anweisung von PFK ausgeführt
Angehörige werden im Umgang mit den Medikamenten für Pat beraten und die Beratung dokumentiert.
Herr ... nie unbeaufsichtigt lassen ohne vorher die

Bett-scheren hoch zu schieben. Nach Beendigung der GP sich immer vergewissern, dass beide Bettscheren oben und eingerastet sind.
Wenn Herr ... im Rollstuhl mobilisiert wird das Rollstuhltischtablett als Sturzschutz befestigen, dies macht die Ehefrau.
Die Ehefrau wurde vom P.P. und Hausarzt angeleitet die Spasmolytika Medikation eine halbe Stunde morgens vor Beginn der Körperpflege über die PEG zu verabreichen. Die restliche Medikation verabreicht die P.P. nach der Körperpflege.
Bew Sicherheit vermitteln durch ruhigen und liebevollen Umgang
Bettgitter auf der rechten Seite des Bettes wird mit Einwilligung der Bew hochgestellt, da das Bett frei im Raum steht
1-mal wöchentlich RR Kontrolle + Dokumentation und bei Bedarf durchführen (Ärztliche Anordnung)
Bew kann bei Bedarf Schmerzmedikation nach ärztlicher Anordnung erhalten Bei länger anhaltenden Schmerzen Hausarzt informieren bezüglich adäquater Schmerztherapie
Angehörige in Regelung von persönlichen Angelegenheiten einbeziehen
Bew Orientierungshilfen geben. Große Uhr, Kalender, Namensschild an der Zimmertür, Medien wie Radio, Fernseher, Zeitung. Bilder von Bew selbst und alte Bilder von ihren Angehörigen aufhängen. Bew jeden Morgen vor oder während der Grundpflege Datum und Wochentag nennen. Bew über das Wetter aufklären und wichtige Tagesgeschehnisse mitteilen. Bew alles erklären. Bew jeden einzelnen Schritt von Abläufen erklären und wenn nötig immer wieder wiederholen. Bew über die momentane Situation aufklären. (PFK, PK, BK, SK)
Wenn Bew Anleitungen nicht umsetzen kann, versuchen mit einfachen klaren Anweisungen die Anleitung zu vereinfachen.

Krankheitseinsicht nicht erzwingen. Wenn Bew die Krankheit nicht einsehen möchte, sie in ihrem Glauben belassen. Kein Zwang zur Realität hervorrufen. (Validation)
Fr. .... geeignete Halte – und Stützmöglichkeiten anbieten
Bew ein möglichst hohe Maß an Sicherheit geben, indem man Sie auf die Sicherheit gefährdende Situationen aufmerksam macht und erläutert wie diese umgangen werden können
Mit Pat Vorgänge einüben, die er immer wieder vornimmt, sodass er mehr Sicherheit bekommt
Unterstützung der körpereigenen Abwehr durch gesundheitsfördernde Maßnahmen
Alle Gegenstände, die zu einer Verletzung führen können, aus dem Zimmer entfernen
Einsatz von Fixierungsmittel bei Gefahr der eigenen Körperschädigung. Bei Fixierung ist eine genaue Dokumentation erforderlich!
Gefährdete Körperstellen besonders schützen und regelmäßig auf Anzeichen von Verletzungen und Hautveränderungen prüfen
Pat mit neuen unbekannten Umfeld vertraut machen und Unterstützung anbieten
An Sonn- und Feiertagen besondere Kleidung anziehen lassen und das Zimmer entsprechend schmücken mit z.B. großen Ostereiern
Bew einen Zettel in die Tasche stecken, auf dem Name, Adresse und Telefonnummer stehen
Mit Pat öfter in der näheren Umgebung spazieren gehen und immer wieder auf die gleichen markanten Stellen aufmerksam machen
In der Nacht und bei Bedarf auch tagsüber regelmäßige Kontrollgänge, um Pat das Gefühl zu geben, dass jemand nach ihm sieht
Pat anleiten nach jedem Aufstehen sich festzuhalten und mit dem Gehen zu warten, bis der Schwindel vorüber ist bzw.

Pflegeplanung MDK - gerecht

sich wieder hin zu setzen, falls der Schwindel nicht nachlässt
Für Pat wird ein Sturzprotokoll geführt, um bei Gefahren reagieren zu können und Abhilfe zu schaffen.
Ggf. Möbelstücke verschieben wegen der Schwierigkeit, die Richtung zu ändern und zu stoppen
Helle schattenarme und warme Beleuchtung, direktes Licht und Spiegelungen in Flächen werden vermieden
Sitzmöglichkeiten, Abstützmöglichkeiten im Zimmer schaffen
Pat nachts wärmer anziehen und eine dünnere Bettdecke zur Verfügung stellen
Auf unerwünschte Medikamentenwirkungen achten
Einverständnis zu allen pflegerischen Handlungen und Berührungen einholen
Krankheitsbedingte Einschränkungen und Gefährdungen erfassen (z. B. Medikamente)
Ruhige Verhaltensweisen in Notfällen. Hinzuziehung von zusätzlichen Pflegekräften in Notfallsituationen
Vorräte von Pat angemessen prüfen und Gefahren (z. B. verdorbene Lebensmitteln, Medikamenten) beseitigen sowie bei deren Entsorgung unterstützen
Pat und Angehörige über mögliche Folgeerkrankungen informieren und beraten
Dekubitus gefährdete Körperstellen regelmäßig (mindestens jedoch 1-mal pro Dienst) auf Hautschäden überprüfen
Im Bett darauf achten, dass Pat hoch genug sitzt und in der Hüfte abknickt, nicht im Brustkorb
Nächtliche Kontrollgänge zu festgelegten Zeiten: 22:00Uhr, 00:00 Uhr, 4:00 Uhr, 06:00 Uhr
Pat über geeignete Hilfsmittel informieren und Beschaffung anregen
Anschaffung einer Greifzange empfehlen, so dass Pat sich nicht bücken muss
Im Rollstuhl für eine stabile Sitzposition, ggf. mit Unterstützung des Rumpfes, sorgen
Lagerungsplan anlegen. Bei allen Weichlagerungen das

Laken nicht festziehen, Pat einsinken lassen (Druckverteilung)
Über hygienisches Verhalten und hygienischen Umgang mit Hilfsmitteln informieren
Über praktische Hilfen zur Bewältigung der Körperbildstörung informieren (Gehhilfen, Prothesen)
Auf Selbstbestimmungsrecht achten und darauf eingehen
Körperliche Veränderungen werden umgehend dem zuständigen Hausarzt mitgeteilt und dokumentiert
Über therapeutische Hilfsangebote informieren (Ergotherapie, Psychotherapie, Physiotherapie, Seelsorger)

16. Soziale Beziehungen / Bereiche

Hier findest du Formulierungshilfen zur Aktivität soziale Beziehungen bzw. soziale Bereiche.

Zur Aktivität "Soziale Beziehungen / Bereiche" gehören folgende inhaltliche Kategorien:

Beziehungen, private und / oder berufliche Verpflichtungen sowie sozialer Umgang

Hat der Pflegebedürftige eine stabile soziale Bindung bzw. Beziehung (Ehe, Familie etc.)? Kann der Pflegebedürftige seinen privaten und ggf. beruflichen Verpflichtungen nachkommen? Benötigt er dafür evtl. Hilfsmittel?

Soziale Integration und Isolation oder Deprivation

Ist der Pflegebedürftige sozial integriert oder isoliert er sich? Gibt es Angehörige oder Freunde die sich um den Pflegebedürftigen kümmern und sorgen? Besteht die Gefahr einer Deprivation (Deprivation ist der Mangel an äußeren Reizen, wie z.B. andere Menschen, Gerüche, Farben, Geräusche oder auch emotionale Nähe. Bettlägerige Menschen sind besonders gefährdet.)?

Eigene Wohnung und Örtliches Umfeld

Lebt der Pflegebedürftige in einer stationären Einrichtung oder in seiner eigenen Wohnung bzw. sein eigenes Haus? Kann er das örtliche Umfeld um sein Zuhause besuchen? Gibt es bauliche Hindernisse die den Pflegebedürftigen daran hindern das Haus oder die Wohnung zu verlassen?

Teilweise findest du in den Formulierungshilfen auch Pflegediagnosen. Diese sind mit "PD" abgekürzt.

16.1 Mögliche Probleme:

PD: Beeinträchtigte soziale Interaktion E: Aufgrund der akuten Erkrankung und der beeinträchtigten Mobilität S: Herr ... hat kaum Kontakt zu seinen Angehörigen
P: Pat kann Kontakte zu Angehörigen und Freunden nicht selbstständig halten oder herstellen E: Aufgrund der Diagnose Demenz S: Pat kommuniziert verbal nicht
P: Bew ist isolationsgefährdet -> siehe AEDL 9 Problem 2 PD: Isolationsgefahr E: Eigene Werte und Empfindungen S: Bew verlässt ihr Zimmer nur selten -> siehe AEDL 9 Problem 2
Soziale Integration ist schwierig, da Bew sich zurückzieht und gern für sich ist
Bew spricht mit ihrer Schwiegertochter seit vielen Jahren kein Wort. Den Grund dafür möchte sie nicht verraten.
Die Kontaktfähigkeit ist eingeschränkt aufgrund der Sehbeeinträchtigung und Mobilitätseinschränkung
Pat ist zu schwach um Kontakt zu Angehörigen /Freunden zu halten
Pat kann soziale Kontakte aufgrund von Bettlägerigkeit nicht mehr aufrechterhalten
Die Gefühle und die gefühlsmäßigen Beziehungen zur Umwelt sind gestört. Die Gefühle von Pat sind flach, d.h. sie sind nicht nur in der Intensität des Ausdrucks vermindert, sie scheinen auch an Gefühlen verarmt zu sein.

Erkennbare fortschreitende Hilflosigkeit aller sozialen Angelegenheiten, insbesondere im Bereich Kontakte knüpfen und pflegen, wenig Kontakt zu anderen Mitmenschen, zieht sich zurück und lebt isoliert
Pat hat als Ausländer Mühe sich mit der Situation einer fremden Kultur auseinander zu setzen
Pat wird von anderen Bew aufgrund Inkontinenz ausgegrenzt. Pat leidet darunter
Pat zieht sich bewusst aus sozialem Umfeld heraus. Pat weiß, dass er bald sterben wird und braucht Ruhe.
Die Möglichkeit der sozialen Interaktion ist aufgrund von Einschränkung des Sprech- und Sprachvermögens eingeschränkt
Pat isoliert sich selbst, daher können keinerlei soziale Kontakte zu anderen Mitbewohnern aufgebaut und gefestigt werden.
Kein Kontakt zu (Sport-)Freunden oder Kollegen wegen Scham der Ehefrau über die familiäre Situation, Gefahr der vollständigen Isolierung des Ehepaares, die ausschließlich Kontakte zum Pflegedienst und Ärzten unterhalten.
Pat ruft seine Angehörigen zu jeder Tages- und Nachtzeit ständig an. Angehörigen leiden darunter
Pat ist, bedingt durch die Erkrankung, im häuslichen Bereich nicht in der Lage die Reinigung der Wohnung, Essenszubereitung, Einkäufe, Arztbesuche und Behördengänge selbstständig durchzuführen
Pat ist aufgrund der Demenz nicht mehr in der Lage, allein öffentliche Verkehrsmittel zu benutzen
Pat hat durch Desorientierung Mühe sich mit der jeweiligen Situation auseinanderzusetzen
Pat kann durch eingeschränktes Sehvermögen die Tastatur des Telefons nicht bedienen

16.2 Mögliche Ressourcen:

Pat tauscht regelmäßig Informationen mit Angehörigen, Freunden, Bekannten und Pflegepersonal aus. Er ist aufgrund vieler Angehörige, Freunde und Bekannte sozial abgesichert.
Pat hat Angehörige die in ihrem Zuhause wohnen, die den Kontakt zu Familie und Freunde aufrecht erhält
Bew hat regelmäßigen Kontakt zu Angehörigen und bekommt täglich Besuch von Angehörigen
Bew hat enges Verhältnis zu ihrer Zimmernachbarin
Bew hat Kontakt zum Pflegepersonal, insbesondere zur Bezugspflegekraft
Frau ... ist geistig voll leistungsfähig und orientiert
Frau ... kann Wünsche und Bedürfnisse äußern
Frau ... ist gerne unter Menschen
Frau ... führte eine glückliche Ehe
Frau ... akzeptiert ihr verbales Defizit
Bew. informiert sich mit Hilfe von Medien
Akzeptiert Einzelbetreuung
Pat hat befriedigende Kontakte zu anderen Menschen
Pat hat einen großen Freundes- und Bekanntenkreis
Pat hat Interesse an sozialen Beziehungen
Pat kann soziale Kontakte selbstständig pflegen und knüpfen
Pat kann Telefon benutzen
Pat weiß, dass er einen Sohn hat
Pat erlebt sich positiv mit den sozialen Kontakten
Pat findet eigene Ressourcen zur Bewältigung
Pat fühlt sich integriert und beachtet
Pat ist kommunikativ und hat viele Interessen
Pat kann sich mitteilen, nimmt am Gemeinschaftsleben teil, hat Lebensmut,
Pat kennt die Ursachen seiner Isolation und arbeitet aktiv daran mit, sie zu reduzieren

Pat merkt, dass er die anderen Bew belästigt
Pat spricht über seine Einsamkeit und seine Wünsche und Bedürfnisse
Pat ist ein aktives Mitglied in einer Selbsthilfegruppe
Pat findet sich in der Umgebung zurecht
Pat ist über Angebote zur Unterstützung informiert
Pat kann die gesundheitliche Einschränkung richtig erfassen und einschätzen
Pat kann Vor- und Nachteile von Entscheidungen einschätzen
Pat legt Wert auf ein gepflegtes Äußeres
Auslösende Faktoren für das Verhalten sind bekannt

16.3 Mögliche Ziele:

Soziale Kontakte sind erhalten
Bew fühlt sich wohl
Bew ist nach eigenen Wünschen und Bedürfnissen ins tägliche soziale Leben integriert
Bew ist über aktuelles Zeitgeschehen informiert
Frau ... hat Kontakt zu Mitmenschen, Bewohnern, Angehörigen und Bekannten
Zahnprothese ist in einem einwandfreiem Zustand und angepasst
Frau ... erfährt Zuwendung
Wünsche und Bedürfnisse sind erkannt und wahrgenommen
Pat äußert Hoffnung und nimmt soziale Kontakte auf
Pat findet Kontakte und hält sie aufrecht
Pat hat eine Bezugsperson
Kontakt zur Familie ist erhalten
Lebensgefährte ist animiert, die Regelmäßigkeit der Besuche beizubehalten
Pat beteiligt sich an den täglichen Aktivitäten

Pat erkennt den Vorteil eines gepflegten Äußeren
Pat erlebt sich sozial integriert.
Pat äußert Wohlbefinden und kann Ressourcen aufrechterhalten
Pat kennt Zusammenhänge zwischen eigenem Verhalten und Pflegediagnose
Ursachen der Ausgrenzung sind behoben
Pat erfährt Zuwendung und Aufmerksamkeit
Pat zeigt Interesse am Umfeld
Pat findet Sinn im Leben
Pat kennt und benennt seinen Hilfebedarf
Pat trifft Entscheidungen selbstständig
Ursachen für das Handeln sind bekannt

16.4 Mögliche Maßnahmen:

Angehörige beraten und informieren, dass soziale Kontakte bei einer Demenz sehr wichtig sind, auch wenn die Pat nicht verbal kommuniziert. An Demenz erkrankte Menschen fühlen den sozialen Kontakt.
Bew durch Medien über das aktuelle Zeitgeschehen informieren
Kontakte pflegen, vermitteln und umsetzen
Bew motivieren an sozialen Veranstaltungen teilzunehmen
Gesprächsführung mit Bew (PK, PFK, BK)
Psychologische Gesprächsführung ggf. über familiäres Problem führen. (PK, PFK, BK)
PP unterstützt den Kontakt zu allen Angehörigen jederzeit (PK, PFK, BK, SK)
Soziale Isolation vorbeugen, in dem andere Bewohner dazu motiviert werden, Frau ... zu besuchen
Frau ... motivieren an Veranstaltungen des Hauses mit ihrem Bett teilzunehmen und sie dabei begleiten
Regelmäßige Telefonate zwischen Frau ... und ihrer Tochter

arrangieren
Alte Fotoalben gemeinsam mit Pflegepersonal anschauen
Bew. in die Gemeinschaft integrieren, durch gemeinsames Essen und Trinken
Bew in persönlichen Krisenzeiten unterstützen und Halt geben
Tgl. Gesprächsführung über aktuelle Themen (Wetter, Weltgeschehen etc.)
Ehefrau und Sohn mit in die Pflege einbeziehen und die Bedeutung und Wichtigkeit unserer Pflege vermitteln.
Kontakt zu den Söhnen herstellen und nachfragen ob Interesse besteht
Betreuung anbieten und Angebote machen z.B. Spaziergänge, Beschäftigungstherapie etc.
Gespräche zur Bewältigung von Unsicherheiten und Ängsten anbieten
Gesprächsbereitschaft signalisieren und auf die Möglichkeit einer psychologischen Begleitung aufmerksam machen (Hilfe zur Selbstpflege für die Ehefrau).
Hilfsmittel zur Verbesserung der Wahrnehmung und Orientierung bereitstellen, z. B. Brille, Dosierungshilfen
Mitwirkungsmöglichkeiten in der Einrichtung schaffen (z.B. Heimbeiratsarbeit fördern)
Bei individuellen Problemen auf Pat eingehen und zusammen das Problem lösen
Frühere Beschäftigungen, Interessen und Ressourcen erfassen
Gründe für mangelnde Motivation ermitteln
Für ungestörte angenehme Kommunikation sorgen
Zur selbstständigen Übernahme täglichen Verrichtungen anleiten
Für mehr Entlastung der Ehefrau in hauswirtschaftlichen Arbeiten sorgen, mehrstündige Haushaltshilfe vermitteln.
Adressen von Selbsthilfegruppen ausfindig machen und Erstkontakt herstellen.

17. Existenzielle Erfahrungen / Psychischer Bereich

Hier findest du Formulierungshilfen zur Aktivität Existenzielle Erfahrungen bzw. Psychische Situation (Pflegemodell von Virginia Henderson).

Zur Aktivität "Existenzielle Erfahrungen / psychischer Bereich" gehören folgende inhaltliche Kategorien:

Biografie, lebensgeschichtliche Erfahrungen und kulturgebundene Erfahrungen

Welche biografischen Informationen sind für die pflegerische Versorgung besonders wichtig? Hat der Pflegebedürftige einschneidende lebensgeschichtliche Erfahrungen gemacht die seine aktuelle Situation beeinflussen können? Welche kulturellen Erfahrungen müssen bei der Pflege beachtet werden?

Religion und Weltanschauung

Welcher Religion gehört der Pflegebedürftige an und kann er seine Religion vollständig ausleben (z.B. Sonntags in die Kirche gehen)? Welche Weltanschauung vertritt der Pflegebedürftige und kann sich diese auf die aktuelle psychische Situation positiv oder negativ auswirken?

Selbstwertgefühl, Suizidalität, Ängste, Zwänge und Akzeptanz sowie aktive Mitarbeit

Hat der Pflegebedürftige ein gestärktes Selbstwertgefühl? Ist er suizidgefährdet? Welche Ängste äußert der Pflegebedürftige? Gibt es bestimmte Zwänge? Akzeptiert er seine aktuelle Situation? Arbeitet er an der Beibehaltung oder Verbesserung seiner Situation aktiv mit?

Teilweise findest du in den Formulierungshilfen auch Pflegediagnosen. Diese sind mit "PD" abgekürzt.

17.1 Mögliche Probleme:

P: Keine pflegerischen Probleme bekannt, da Pat sich nicht verbal äußern kann. Aussagen zur Biografie wurden nicht gemacht auch nicht durch die Angehörigen.
P: Bew leidet unter dem Verlust der Eigenständigkeit PD: Gefahr der Machtlosigkeit E: Subjektive Empfindungen und Erfahrungen, wahrscheinlich Diagnose psychovegetatives Syndrom S: Bew ist, laut eigener Aussage, für ihr Wohlbefinden nicht eigenverantwortlich, lehnt Verantwortung und Entscheidungen ab, Bew. zeigt sich häufig missmutig und äußert Unzufriedenheit, besonders bei schlechtem Wetter
Bew neigt zu depressiven Stimmungsphasen in denen Sie sich noch mehr zurückzieht
Frau X kann das Grab ihres Ehemannes aufgrund ihrer strengen Bettruhe nicht besuchen
Bew. ist mit sich und seiner körperlichen Einschränkung unzufrieden
Bew darf nicht viel über Ihren verstorbenen Mann reden, da Sie dann sehr schnell sehr traurig wird
Bewohnerin hat zeitweise Halluzinationen. Sie ist dadurch sehr verängstigt.
Pat hat durch Krebserkrankung seine Unabhängigkeit verloren. Es beeinflusst sein Selbstwertgefühl.

Pat kann nicht selbst Kontakt zu Glaubensgemeinschaften / Geistigen aufnehmen
Pat kann seine Religion nicht ausleben aufgrund der körperlichen Einschränkungen
Pat hadert mit Gott und der Welt
Pat befindet sich in einer Sterbephase. Er isoliert sich. Es besteht die Gefahr eines Suizides
Pat redet oft über Gefangenschaft. Stimmungslage von Pat ist gedrückt
Biografische Daten lassen sich nur geringfügig ermitteln, Pat lehnt Gespräche in dieser Richtung grundsätzlich ab
Pat hat Schwierigkeiten mit der derzeitigen Situation umzugehen, zieht sich zurück, ist depressiv, verlangsamt und antriebsärmer
Pat ist über den nahen Tod informiert. Pat äußert Ängste, Sorgen und Befürchtungen, die mit Tod und Sterben in Verbindung stehen
Pat ist über die Gesamtsituation seiner Krankheit unglücklich, spricht nicht darüber, um keinen zu belasten
Pat möchte oft Versäumnisse und unerledigte Arbeiten seines früheren Lebens aufarbeiten und erledigen. In dieser Zeit besteht die Gefahr dass sich Pat auf den Weg zu seiner ehem. Wohnung macht und nicht den Weg zurück findet
Pat äußert mehrmals am Tag das sie sterben möchte und bittet dann die Pflegekraft aus dem Zimmer
Pat ist in unterschiedlichen Zeitabständen unzufrieden mit seinem jetzigem Leben und akzeptiert sein „Sein" im Alten- und Pflegeheim nicht
Pat kann Krankheit nicht annehmen. Pat äußert Ängste, Sorgen und Befürchtungen, die mit Tod und Sterben in Verbindung stehen
Pat erkennt seine persönliche Situation nicht, kann sich nicht mehr dazu äußern.
Pat hat chronische Schmerzen aufgrund der Erkrankung. Die Lebensqualität und die Bewegungsfreiheit ist dadurch

erheblich beeinträchtigt

17.2 Mögliche Ressourcen:

R: Bew. kann sich mitteilen und spricht über Gefühle, findet Kraft und Halt im Kontakt mit ihren Angehörigen, Angehörige übernehmen Verantwortung und treffen wichtige Entscheidungen bezgl. Ärzten und Medikation und halten Kontakt zur Bew.
R: Herr ... ist nicht gläubig und durchlebt im Moment keine persönliche Krise.
Bew hat Angehörige, die sie regelmäßig besuchen
Bew lässt sich zeitweise motivieren
Bew lässt sich zeitweise auf Gespräche ein
Bew ist eine ruhige und ausgeglichene Person
Bew hat starken Bezug zu Angehörigen und zu ihrer Mitbewohnerin
Frau ... kann über Gefühle und Trauer sprechen
Frau ... akzeptiert ihre Bettlägerigkeit
Bew. ist in der Lage Bedürfnisse zu äußern
Pat hat ein positives und bejahendes Selbstwertgefühl
Pat findet Halt in der Religion und spricht über das Sterben
Pat kann seine Religion ausüben
Pat nimmt an religiösen Veranstaltungen teil
Pat nimmt Glaubenshilfe in Anspruch
Pat war jeden Sonntag in der Kirche zur Andacht
Pat spricht mit Angehörigen über die Suizidgedanken
Pat äußert Hoffnung und nimmt am sozialen Leben teil
Pat äußert konkrete Perspektiven für die weitere Zukunft
Pat äußert sich zur eigenen Lebenssituation
Pat fühlt sich mit Notrufsystem sicher
Pat hat eine Patientenverfügung verfasst
Pat hat Hoffnung

Pat hat Lebensmut
Pat kann der Alltag und die täglichen Aufgaben bewältigen
Pat kann seine Schmerzen genau beschreiben
Pat kann seinen Zustand akzeptieren
Pat kann selbstbestimmt über therapeutische und pflegerische Maßnahmen entscheiden
Pat kann über seine Ängste sprechen
Pat kennt Angebote von Seelsorgern und Therapeuten und nutzt diese
Pat kennt Methoden der Schmerzlinderung und setzt diese ein
Pat nimmt Zuwendung, Nähe und Körperkontakt an
Pat setzt sich mit Fragen des eigenen Lebens und der Umwelt bewusst auseinander
Pat akzeptiert den Tod seiner Ehefrau, nach Aufklärung durch das PP, für eine Weile
Pat erinnert sich an positive Ereignisse im Leben
Pat akzeptiert und genießt die meiste Zeit sein Lebens im Heim
Pat kann den bevorstehenden Tod soweit wie möglich akzeptieren
Pat kann sich mit seinem Lebensende auseinandersetzten
Pat empfindet Erleichterung durch Gespräche
Pat findet sich in der Umgebung zurecht
Pat ist finanziell gut gestellt und sorgefrei
Pat ist in ein soziales Umfeld eingebettet, hat langjährige Kontakte
Pat ist orientiert, nimmt sein Alter an, spricht über Ängste
Pat reagiert positiv auf bestimmte Medikamente
Vorlieben, Bedürfnisse und Gewohnheiten von Pat sind bekannt und werden akzeptiert

17.3 Mögliche Ziele:

Bew fühlt sich gebraucht und übernimmt Verantwortung
Bew trifft wichtige Entscheidungen selbst
Bew ist zufrieden
Bew steht positiv zu ihrem Leben
Bew ist angstfrei
Die Meinung der Bew ist akzeptiert
Frau ... fühlt sich in ihrer Trauer verstanden
Frau ... hat Hoffnung
Einschränkungen und Veränderungen sind akzeptiert
Bew ist motiviert und steht dem Leben positiv gegenüber
Pat spricht über psychosoziale Problemsituationen
Pat Kann seinen Bedürfnissen entsprechend trauern
Pat kann Glauben ausüben
Pat ist über aktuelles Zeitgeschehen informiert
Pat akzeptiert den Tod seiner Ehefrau
Pat spricht über den Verlust ihrer Verwandten
Pat spricht über Lebensereignisse
Pat gibt das Versprechen, sich für einen bestimmten Zeitraum nichts anzutun
Pat beteiligt sich an den täglichen Aktivitäten
Pat fühlt sich zu Hause
Pat findet Verständnis und Unterstützung in seiner Trauer
Pat hat Unerledigtes aus seinem früheren Leben verbal und geistig aufgearbeitet und erledigt
Pat kann mit momentaner Lebenssituation umgehen
Pat spricht Bezugspflegekraft und Pflegekräfte auf Veränderungen ohne Hemmungen an
Pat äußert Schmerzlinderung nach der Durchführung von Pflegemaßnahmen
Pat erfährt Zuwendung und Aufmerksamkeit
Pat erleidet keine finanziellen Schäden
Pat hat keine Angst
Pat ist in der Sterbephase nicht allein
Pat kann das Leben in einer friedlichen Umgebung beenden

Pat spricht über Sorgen und Ängste
Selbstvertrauen in eigene Kompetenzen ist entwickelt
Pat hat Zugang zu Informationen und Hilfsmöglichkeiten
Pat ist in Entscheidungen einbezogen
Pat ist über seine Krankheit aufgeklärt und informiert
Pat nimmt Gesprächsangebote an
Pat nimmt weiterhin Hilfe und Unterstützung durch PP und Angehörige an
Spannungen sind gezielt abgebaut
Würdevolles langsames Arbeiten in allen AEDL`s wird entsprechend der Maßnahmen umgesetzt

17.4 Mögliche Maßnahmen:

Angehörige in größeren Zeitabschnitten (ca. alle 1 bis 2 Monate) zur Biografie oder existenziellen Erfahrungen der Pat befragen Bei Ablehnung dies akzeptieren und dokumentieren.
Bew bei allen Entscheidungen mit einbeziehen, keine Entscheidungen über Bew hinweg treffen Persönliches Gespräch mit Bew suchen um ihre Meinung zu wichtigen Entscheidungen zu äußern Angehörige immer mit einbeziehen aber zuerst mit Bew über wichtige Angelegenheiten sprechen. Gespräche in ruhiger und entspannter Atmosphäre führen, Störquellen beseitigen, Zeit nehmen,
Bew Vor- und Nachteile einer Entscheidung sachlich und fachlich aufzeigen und Meinung der Bew einholen, Bew aufzeigen dass sie Entscheidungen auch selbst treffen sollte, damit es ihr besser geht und sie mit getroffenen Entscheidungen gut umgehen kann. Bei wichtigen Entscheidungen zur Gesundheit und zu Medikamenten der Bew. auch Fachleute ins Gespräch einbeziehen (Ärzte, Psychologen, Therapeuten), damit Bew. auch Gründe für

gewisse Entscheidungen aus „Expertensicht" hört.
Bew immer wieder zu Ihrer Meinung befragen auch wenn es um nicht so wichtige Entscheidungen geht -> siehe AEDL 9
Selbstbestimmungsrecht der Bew beachten und akzeptieren
Kontakt zu Angehörigen auf allen Ebenen der Einrichtung halten und fördern. Einbezug der Angehörigen in den Alltag der Pflegeeinrichtung. Gemeinsam Entscheidungen treffen usw.
Bew mit Ruhe und Verständnis begegnen
In schwierigen depressiven Phasen psychologische Hilfe anfordern
In Phasen von Angstzuständen beruhigend auf Bew eingehen und gemeinsam versuchen das Problem mit dem die Angst einher geht zu lösen
Bew tgl. neue Eindrücke durch Beschäftigung und / oder Gespräche vermitteln. Körperkontakt halten (Deprivationsprophylaxe)
Bew mit Hilfe von Gesprächsführung motivieren und Zeit geben. Bew in ihrer Meinung bestärken und unterstützen. Den Willen der Bew akzeptieren. (PK, PFK, BK, SK)
Wenn Bew mittels Angabe einer Krankheit die Unmotiviertheit überspielt, dies akzeptieren. Angaben über Kopfschmerzen etc. ernst nehmen und erforderliche Maßnahmen ergreifen. (PK, PFK, BK, SK)
Meinung der Bew jederzeit akzeptieren (PK, PFK, BK, SK).
Durch aktives Zuhören, Nähe und Verständnis vermitteln. Vertrauen und Sicherheit geben
Nach Abheilen der Oberschenkelhalsfraktur rechts und Beendigung der Bettruhe, einen Besuch des Grabes ihres Ehemannes mit dem begleitenden Dienst arrangieren
Ausweichmöglichkeiten zu Hobbys finden die auch mit den Einschränkungen durchführbar sind
Einzelbetreuung durch Betreuungspersonal 2-mal wöchentlich je eine Stunde
Bew nur bedingt auf Ihren verstorbenen Ehemann

ansprechen
Bei tiefen Krisen Bew zur Seite stehen, evtl. psychologische Hilfe anfordern
Pat mit anderen Menschen in Kontakt bringen
Aufzeigen von Ressourcen und positives Verstärken von Eigenaktivitäten
Durch regelmäßige Gesprächsangebote Stärkung des Selbstvertrauens und Vertrauen in die eigenen Fähigkeiten ermöglichen
Einbeziehen der Angehörigen bei allen Lebensentscheidungen
Hilfestellung für ein gepflegtes Äußeres bei Bedarf anbieten
Persönliche Gegenstände wie Schlüssel usw. tolerieren und darauf achten, dass sie auf Wunsch immer da sind
Tagesstrukturierende Maßnahmen und Ziele gemeinsam festlegen:
Einschalten der Andacht im Ersten jeden Sonntag um halb zehn Uhr morgens
Externe fachliche Beratung zuziehen (Pfarrer,...)
Möglichkeiten schaffen, eigenen Glauben zu leben
Pat durch Medien über das aktuelle Zeitgeschehen informieren
Besuche im Heimatort ermöglichen
Validierende Gespräche
Angehörige und Betreuer werden auf etwaige Depressionen angesprochen und um weitere Informationen gebeten.
Äußerungen von Hoffnungslosigkeit zulassen und ernst nehmen
Die Bezugspflegekraft nimmt sich Zeit für anstehende Probleme, erkennt Krisensituationen und reagiert angemessen
Pat immer wieder beraten, anleiten und motivieren
Gemeinsam tagesstrukturierende Maßnahmen erarbeiten
Orientierungshilfen geben (Medien, Kalender, Uhr usw.)

Ruhebedürfnis akzeptieren, gleichzeitig Kontakt vermitteln
Bei Fragen von Pat bezüglich seiner Ehefrau ruhig, sachlich und verständnisvoll den Verbleib seiner Ehefrau erklären und mit Hilfsmitteln (Fotomontage über dem Bett) das Gesagte unterstreichen
Existentielle Erfahrungen werden behutsam aufgearbeitet
Gespräche führen um zu erfahren welche Interessen er hat / bzw. welches Hobby er ausüben möchte
In Phasen der Wut und Trauer Trost und Zuwendung schenken.
Zusammenarbeit mit Hospiz bei der Sterbebegleitung
Pat beim Führen des Schmerzprotokolls unterstützen
Pat nicht alleine lassen
Pat weiterhin das Gefühl einer geborgenen Atmosphäre geben durch loben und Streicheleinheiten
Bedürfnisse und Wünsche berücksichtigen, für Wohlbefinden sorgen
Bei übertriebener euphorischer Stimmung, Pat nicht noch ermuntern, sondern die Situation versachlichen
Beruhigende Waschungen und wärme Auflagen bei Schmerzen anbieten
Früheres Erscheinungsbild beibehalten (Frisur, Handtasche, Kleidung)
Für eine angenehme Raumgestaltung sorgen
In ruhiger Weise (nicht kindlich) erklären, dass Pat jetzt hier wohnt u. er sich keine Sorgen zu machen braucht
Pat Information über die Krankheit vermitteln, Verständnis, Selbstkontrolle und Körperbewusstsein führen zu richtigem Verhalten
Reale Gefahren und angstauslösende Ursachen beseitigen bzw. einschränken
Regelm. zeitliche, örtliche und persönliche Situation von Pat in Gesprächen mitteilen
Regelmäßige Pflegevisiten durchführen um Veränderungen zu erkennen

Veränderungen an eigenen Körper wahrnehmen lassen und positiv begleiten

18. Evaluation

18.1 Evaluation durchführen

Diesem Schritt der Überprüfung und Bewertung kommt eine besondere Bedeutung zu. Die gesamte bisher geleistete Arbeit, d.h. Einschätzung, Planung, Durchführung, muss kritisch überprüft und ggf. angepasst oder neu entworfen werden. Bei akuten Veränderungen oder bei pflegerelevanten neuen Erkenntnissen muss sofort ein neuer Pflegeprozess eingeleitet werden.

Zur Evaluation gehören:

Die Überprüfung, inwieweit die erwarteten Ergebnisse eingetreten sind.

Die Suche nach Gründen warum sie eventuell nicht eingetreten sind.

Die Veränderung des Pflegeplans entsprechend neu gewonnener Erkenntnisse.

Dazu stellt sich die Pflegekraft folgende Fragen:

Sind seit der letzten Planung neue Informationen hinzugekommen?

Sind neue Probleme aufgetreten?

Konnten neue Ressourcen entdeckt werden?

Sind die angestrebten Ziele erreicht worden und wenn nicht, warum nicht?

Können Maßnahmen abgesetzt bzw. müssen neue Maßnahmen ergriffen werden?

Waren die Maßnahmen so wie geplant durchführbar?

Die Evaluation kannst du im Pflegebericht ausführlich beschreiben. Ändern sich im Laufe der Zeit viele Probleme, Ressourcen, Ziele oder Maßnahmen in einer Aktivität ist es sinnvoller die Pflegeplanung in dieser Aktivität neu zu schreiben.

Sind keine Änderungen in der Aktivität vorhanden, kannst du einfach mit Datum und Kürzel in die Spalte für Evaluation „Keine Veränderungen" schreiben. Die Evaluation muss aber in jedem Fall durchgeführt werden, da der MDK immer aktuelle Pflegeplanungen mit Evaluationen sehen möchte. Achte auch immer darauf, das Datum der Evaluation einzutragen.

18.2 So formulierst du die Evaluation!

Hier gibt es keine genauen Vorgaben. Wichtig ist, dass die Evaluation in regelmäßigen Abständen und sofort bei veränderten Bedingungen durchgeführt wird. Die Evaluation wird im Pflegebericht dokumentiert.

Wenn die Evaluation ergibt, dass bestimmte Ziele nicht erreicht werden konnten, dann müssen die Maßnahmen angepasst werden. Hierzu formulierst du am Besten neue Maßnahmen in der Pflegeplanung. Es kann auch sein, dass Ziele nicht erreicht werden konnten, weil diese einfach zu optimistisch gewählt wurden. Auch hier passt du die Zielsetzung direkt in der Pflegeplanung an.

Sollten Pflegeprobleme durch die pflegerischen Maßnahmen behoben oder verbessert worden sein, dann kannst du die neu gewonnenen Fähigkeiten als Ressourcen in die Pflegeplanung aufnehmen und neue Ziele festlegen.

Formuliere die Evaluation wertfrei und objektiv. Du kanst aber das subjektive Empfinden des Pflegebedürftigen in die Pflegeplanung einfließen lassen.

Beispiele: Herr Müller wiegt heute 76 kg und hat damit einen physiologischen BMI von 22 erreicht. (Objektive Formulierung, weil sie messbar und nachvollziehbar ist)

Herr Müller gibt an, dass er sich heute viel besser fühlt als noch vor 3 Monaten als er noch 8 kg mehr wog. (Subjektive Formulierung aus Sicht des Pflegebedürftigen, weil sie ein Gefühl widerspiegelt, aber objektiv aus Sicht der Pflegekraft, weil sich die Einschätzung des Pflegebedürftigen immer wieder erfragen lässt.)

Herr Müller scheint es jetzt besser zu gehen. (Subjektive Einschätzung aus Sicht der Pflegekraft. Das darf so nicht formuliert werden!)

18.3 Was fordert der MDK?

Auch bei der Evaluation ist der MDK in seinen Ausführungen sehr umfangreich. Jedoch wird kaum darauf eingegangen wie die Evaluation zu erfolgen hat sondern eher warum sie erfolgen muss und welche Funktion die Evaluation hat.

Der MDK beschreibt, dass die Evaluation im Pflegebericht erfolgen soll und der Erfolgskontrolle der Pflegemaßnahmen und der Überprüfung der Angemessenheit der Pflegeziele dient.

Wie bereits bei Problemen, Ressourcen, Zielen und Maßnahmen sollen der Pflegebedürftige und seine Angehörige in die Auswertung der geplanten Pflegeziele einbezogen werden. Zusammen kann dann auch direkt die Pflegeplanung neu angepasst werden.

Die Evaluation soll immer dann erfolgen, wenn es unvorhersehbare Veränderungen gibt, wenn sich der Zustand des Pflegebedürftigen verschlechtert oder eben zum Zeitpunkt der geplanten Evaluation.

Bei der Evaluation wird der Pflegebericht der letzten Wochen und Monate ausgewertet, da dieser Auskunft über die Erfolge oder Mißerfolge geben sollte. Außerdem wird der Pflegebedürftige und / oder seine Angehörige befragt.

Explizit weist der MDK an dieser Stelle darauf hin, dass der Pflegebericht nicht als Durchführungsnachweis dient und somit KEINE Notwendigkeit besteht "routinemäßige" Eintragungen vorzunehmen (z.B. wird oft von Einrichtungen festeglegt dass jeden Tag ein Eintrag im Pflegebericht erfolgen muss...).

Wie ich bereits beschrieben hatte, so gibt der MDK auch an, dass eine Korrektur der Pflegeplanung erfolgen soll wenn ein Pflegeziel nicht erreicht worden ist.

19. Zusammenfassung

Hier findest du abschließend nochmal alle Informationen kurz und knapp in der Übersicht.

19.1 Probleme

Ein Pflegeproblem liegt vor, wenn der Betroffene eine Fähigkeit nicht mehr hat oder einsetzen kann. Das Pflegeproblem muss durch verschiedene pflegerische Maßnahmen kompensiert werden.

Ein Pflegeproblem ist nur dann ein Pflegeproblem wenn es durch pflegerische Maßnahmen kompensiert werden kann.

Kann das Problem nur durch medizinische Maßnahmen kompensiert werden liegt KEIN Pflegeproblem vor.

Pflegeprobleme können objektiv also messbar erkannt werden (z.B. Körpertemperatur, Blutdruck usw.).

Pflegeprobleme können auch subjektiv erkannt werden. Subjektive Probleme beziehen sich auf das Empfinden des Betroffenen (z.B. Schmerzen, Angst usw.).

Es gibt generelle Pflegeprobleme, die immer auf eine bestimmte Gruppe von Menschen unter den gleichen Bedingungen zutreffen (z.B. Dekubitusgefahr bei allen bettlägerigen Menschen oder Pneumoniegefahr bei allen immobilen Menschen).

Es gibt Pflegeprobleme die ganz individuell erkannt werden müssen. Diese sind also von Mensch zu Mensch unterschiedlich.

Das Erkennen von potenziellen Problemen ist außerdem sehr wichtig. Eine professionelle Pflegefachkraft kann hier Probleme erkennen, die im Moment noch nicht vorhanden sind (z.B. Harnwegsinfektionsgefahr bei allen Menschen mit Katheter oder Inkontinenzmaterial).

Denken Sie auch immer an das persönliche Gespräch mit dem Betroffenen und dessen Angehörige sowie Ärzten, Therapeuten und Einrichtungen in denen der Betroffene vorher gewesen ist.

Schreiben Sie Pflegeprobleme immer im PESR – Format!
P = Problem
- Was ist das Problem?

E = Einflussfaktoren / Ursachen
- Welche Ursachen und Einflussfaktoren hat das Problem? Womit hängt es zusammen?

S = Symptome
- Wie zeigt sich das Problem? Welche Einschränkungen hat der Betroffene aufgrund des Problems?

R = Ressourcen
- Welche Ressourcen (Fähigkeiten) hat der Klient im Zusammenhang mit seinem Problem

Probleme kurz und knapp, auf das Wesentliche beschränkt formulieren.

Probleme ohne Werturteil, so objektiv wie möglich (ohne die eigene Meinung) formulieren.

Sollte kein Pflegeproblem vorhanden sein, dann dies auch so schreiben!

19.2 Ressourcen

Ressourcen sind Fähigkeiten die der Betroffene einsetzen kann um ein Pflegeproblem zu kompensieren.

Es gibt körperliche bzw. physiologische Ressourcen, die einfach zu erkennen sind (z.B. der Klient hat eine Hemiparese links kann aber die rechte Seite uneingeschränkt einsetzen).

Es gibt auch die persönlichen bzw. psychischen Ressourcen, die oft nicht auf den ersten Blick zu erkennen sind: Motivation (Ist der Klient motiviert seine Ressourcen einzusetzen?). Wissen (Weiß der Klient um sein Problem und weiß der Klient auch wie er das Problem kompensieren kann?). Akzeptanz (Akzeptiert der Klient die Hilfe durch das Pflegepersonal?).

Auch Hobbys und Lieblingsbeschäftigungen, die sich auf das Problem auswirken können sollten mit beachtet werden.

Wichtig ist auch die Biografie bei der Ressourcenfindung zu beachten. Besonders bei Demenzerkrankten ist dies sehr wichtig! Auch der MDK achtet auf die Integration der Biografie in die Pflegeplanung. (z.B. Der Klient trank früher zum Frühstück gern warmen Kakao. Das sollte jetzt auch so umgesetzt werden, wenn bekannt wird, dass der Klient am Morgen den Kaffee nicht trinken möchte.)

Soziale Ressourcen solltest du auch in die Pflegeplanung mit einbeziehen. Sind Angehörige, Bekannte oder Freunde des Pflegebedürftigen vorhanden, die auch regelmäßig zu Besuch kommen, sollte dies auch so in die Pflegeplanung geschrieben werden. Diese Angehörigen sollten auch in die Gestaltung der Pflegeplanung mit einbezogen werden. (Wird auch vom MDK sehr gern gesehen)

Trotzdem sollten nur Ressourcen in der Pflegeplanung aufgeschrieben werden die sich direkt auf die Pflegeprobleme beziehen.

Sollten in einem Lebensbereich keine Pflegeprobleme vorhanden sein, kannst du jedoch trotzdem die wichtigsten Ressourcen (auch aus der Biografie) in die Pflegeplanung einbringen. So hast du viele Informationen in einem Formular parat. Sollte einmal ein Problem in diesem Lebensbereich auftreten, kannst du so sofort die entsprechenden Ressourcen einsehen und auf die Probleme reagieren.

Wie du Ressourcen in der Pflegeplanung formulierst wird vom MDK nicht festgelegt.

Ressourcen sollten trotzdem kurz und bündig, auf das Wesentliche beschränkt, formuliert werden.

19.3 Pflegeziele

Ziele sind für den Pflegeprozess sehr wichtig um sehen zu können wohin die Pflegemaßnahmen führen sollen.

Ein Pflegeziel dient als Basis für die Evaluation.

Pflegeziele sind Maßstab für den Erfolg der Pflege.

Zu jedem Pflegeproblem muss ein Pflegeziel festgelegt werden.

Ein Pflegeziel muss:

- Klientenorientiert (aus Sicht des Klienten, nicht aus der Sicht der Pflegekraft),
- Realistisch,
- Erreichbar und
- Überprüfbar sein.

Der Pflegebedürftige bzw. dessen Angehörige sollten in die Pflegezielsetzung einbezogen werden.

Wo es möglich ist, werden Nah- und Fernziele formuliert:

- Nahziele sind kleine Einzelschritte die dazu dienen ein Fernziel zu erreichen. Nahziele können innerhalb eines kurzen Zeitraums geplant werden (Tage bis wenige Wochen).
- Fernziele sind Ziele die langfristig geplant werden. Ein Fernziel gibt an wohin die Pflege letztendlich führen soll. (mehrere Wochen bis Monate).

Ein Ziel sollte immer ein Datum beinhalten, damit es gut überprüft werden kann.

Ein Ziel wird stets so formuliert als ob es bereits erreicht wäre. (Klient kann am 31.12.2011 am Rollator gehen)

Als Ziel werden KEINE Maßnahmen formuliert.

Ziele werden nie verneinend (kein, nicht, vermieden, minimiert usw.) formuliert!

Pflegeziele können sich auf verschiedene Bereiche beziehen:

- Zustand des Klienten
- Können des Klienten
- Wissen des Klienten
- Verhalten des Klienten
- Wollen des Klienten

Besonders wichtig sind auch präventive Ziele, damit Probleme gar nicht erst auftreten.

Erhaltungsziele sind besonders in der Altenpflege sehr wichtig, da von einer Besserung des Zustands kaum ausgegangen werden kann.

Prioritäten setzen!: Die wichtigsten Pflegeziele werden zuerst abgearbeitet. (Schmerzfreiheit vor Bewegungsförderung)

19.4 Pflegemaßnahmen

Pflegemaßnahmen werden immer so geplant, dass diese das vorhandene Problem lösen und die gesetzten Ziele innerhalb des vorgegebenen Zeitraums erreichen.

Pflegemaßnahmen sind für alle an der Pflege beteiligten Personen verbindlich – Pflegemaßnahmen stellen eine Arbeitsanweisung dar.

Pflegemaßnahmen werden immer soweit ausführlich formuliert, dass jede Person die Pflege anhand dieser Anweisungen durchführen kann.

Aus den Pflegemaßnahmen muss stets ersichtlich sein:

WER, WAS, WANN, WIE OFT, WO und WIE ...

durchführen soll.

Pflegemaßnahmen können als:

- VÜ (vollständige Übernahme)
- TÜ (teilweise Übernahme)
- U (Unterstützung)
- A/B (Anleitung, Beaufsichtigung)

... durchgeführt werden

Die Durchführung der Pflegemaßnahmen muss zeitnah im Durchführungsnachweis dokumentiert werden

Soweit möglich sollte die Formulierung der Pflegemaßnahmen in der Planung mit denen des Durchführungsnachweises übereinstimmen

Wird von den geplanten Maßnahmen abgewichen, muss dies im Berichteblatt begründet werden.

Wird auf Dauer von den geplanten Maßnahmen abgewichen, sollte die Pflegeplanung evaluiert werden und die Maßnahmen angepasst werden.

19.5 Evaluation

Die Evaluation bewertet die Wirkung der Pflegemaßnahmen.

Die Evaluation ist Basis für Korrekturen.

Die Evaluation der Pflegeplanung wird im Pflegebericht vorgenommen.

Hierbei wird festgestellt ob die gesetzten Pflegeziele erreicht wurden.

Wurden die Ziele nicht erreicht, werden die Maßnahmen angepasst oder die Ziele neu definiert.

Bei der Evaluation sollten alle an der Pflege beteiligten Personen, wenn möglich auch der Pflegebedürftige selbst und/oder seine Angehörigen anwesend sein

Evaluationen erfolgen:

- Bei unvorhersehbaren Veränderungen,
- Bei Aufnahmen oder stetiger Verschlechterung,
- Zum Zeitpunkt der geplanten Neueinschätzung (Festgelegtes Datum im Pflegeziel).

Die Pflegemaßnahmen müssen kontinuierlich geprüft werden.

20 Weitere Anforderungen des MDK an die Pflegeplanung

20.1 Dekubitusprophylaxe

In den Prüfgrundlagen des MDK für die stationäre und ambulante Pflege wird explizit danach gefragt ob bei Pflegebedürftigen mit einem vorhandenen Dekubitusrisiko entsprechende prophylaktische Maßnahmen durchgeführt werden und ob diese Maßnahmen auch in der Pflegeplanung aufgeführt wurden. Die durchgeführten Maßnahmen sollen natürlich mit den geplanten Maßnahmen übereinstimmen. Es ist hier besonders wichtig in der Pflegeplanung keine Formulierung zu wählen wie etwa: „Dekubitusprophylaxe nach Standard ...". Es müssen für jeden Pflegebedürftigen individuelle Maßnahmen zur Dekubitusprophylaxe ausgearbeitet werden. Selbstverständlich kannst du dich bei der Formulierung der Maßnahmen an dem internen Standard orientieren.

In der Pflegeplanung müssen Maßnahmen zu haut- und gewebeschonenden Lagerung und Transfertechniken enthalten sein. Außerdem müssen Maßnahmen zur Bewegungsförderung in die Pflegeplanung integriert werden.
Besonders in der ambulanten Pflege ist die Beratung ein sehr wichtiges Element. Auch diese Beratung zu Risiken und Maßnahmen müssen in der Pflegeplanung enthalten sein. Das Gleiche gilt aber auch für die stationäre Pflege.
In der Anleitung für die Prüfer des MDK wird erklärt, dass eine „erfolgreiche" Dekubitusprophylaxe daran erkennbar ist, dass z.B. die aktuelle Lagerung der Planung, also der geplanten Maßnahmen in der Pflegeplanung, entspricht.

20.2 Kontrakturenprophylaxe

Für die Kontrakturenprophylaxe gibt es (noch) keinen Expertenstandard. Aus diesem Grund wurde die Kontrakturenprophylaxe bzw. das Kontrakturenrisiko aus den Prüfgrundlagen für stationäre Einrichtungen herausgenommen. Allerdings sind diese in die QPR (Qualitätsprüfrichtlinien) eingeflossen und müssen somit doch ganz genau in die Pflegeplanung eingebracht werden. In den Prüfgrundlagen für die ambulante Pflege sind Fragen zu Kontrakturen weiterhin enthalten.

Das Kontrakturenrisiko sollte, laut Prüfgrundlagen sofort bei Aufnahme eingeschätzt werden sowie bei der Evaluation der Pflegeplanung erfolgen. Wichtig ist dass das aktuelle Kontrakturenrisiko erfasst wurde und geeignete prophylaktische Maßnahmen formuliert wurden. Wichtig ist auch hierbei wieder, dass die Maßnahmen individuell für den Pflegebedürftigen angepasst werden.

Wenn bereits Kontrakturen bestehen, müssen diese genau beschrieben und mindestens ein Erhaltungsziel in der Pflegeplanung gesetzt werden. Es müssen dann Maßnahmen in die Planung eingebracht werden welche sinnvoll zum Erhaltungsziel passen. Im besten Fall kann sogar ein Pflegeziel gesetzt werden das verspricht die Kontrakturen zu beseitigen. Dann sollte zusammen mit Fachleuten (z.B. Physiotherapeuten) die Maßnahmen für die Pflegeplanung verfasst werden.

Und erneut darf die Beratung des Pflegebedürftigen und / oder seinen Angehörigen zu Risiken und Folgen von Kontrakturen in der Pflegeplanung nicht fehlen. Die Durchführung der Beratung muss ausführlich und nachvollziehbar dokumentiert sei

20.3 Nahrungs – und Flüssigkeitsversorgung

Auch bei diesem Thema schaut der MDK ganz genau in die Pflegeplanung. In den Prüfgrundlagen für die stationären Einrichtungen wird gefragt ob die erforderlichen Maßnahmen bei Ernährungsrisiken oder bei Einschränkungen der selbstständigen Nahrungsversorgung durchgeführt werden. Der Prüfer darf bei dieser Frage mit „Ja" antworten, wenn in der Pflegeplanung die Ernährungsrisiken oder / und Einschränkungen bei der selbstständigen Nahrungsversorgung erkannt worden sind, dazu Ressourcen gefunden wurden und mit dem Pflegebedürftigen oder seinen Angehörigen zusammen (soweit möglich) Ziele und Maßnahmen abgestimmt wurden. Außerdem sollen die Maßnahmen nachvollziehbar in der Pflegeplanung dokumentiert sein und selbstverständlich muss die Durchführung der geplanten Maßnahmen für den Prüfer erkennbar sein.

Das Gleiche gilt auch für Pflegebedürftige mit Einschränkungen bei der selbstständigen Flüssigkeitsversorgung.

In den Prüfgrundlagen für die ambulante Pflege wird hier nicht speziell auf die Pflegeplanung verwiesen aber trotz dessen sollte in der Pflegeplanung (bei entsprechend vereinbarten Leistungen) darauf großer Wert gelegt werden.

Besonders wichtig in der ambulanten Pflege ist einmal mehr die Beratung des Pflegebedürftigen und / oder seinen Angehörigen. Entsprechende Maßnahmen müssen in der Pflegeplanung zu finden und die Durchführung der geplanten Maßnahmen muss dokumentiert sein.

20.4 Schmerzen

Im Bezug auf Schmerzen ist es für die Pflegeplanung wichtig schmerzlindernde oder schmerzverstärkende Faktoren zu finden und einzubeziehen. Du sollst hier Maßnahmen finden, die schmerzverstärkende Einflüsse auf ein Minimum reduzieren und schmerzlindernde Einflüsse besonders fördern. Dazu soll der Pflegebedürftige bzw. seine Angehörigen befragt werden wie bisher mit den Schmerzen umgegangen wurde um diese zu lindern. Hilfe kannst du dir hier in speziellen Schmerzanamnesebögen holen, die wahrscheinlich bereits in der Pflegedokumentation vorhanden sind.

In die Pflegeplanung soll außerdem die Auswirkung der Schmerzen auf das Alltagsleben des Pflegebedürftigen einbezogen werden. Hier erfährst du sicherlich vom Pflegebedürftigen wie er mit den Schmerzen im Alltag umgeht und so wiederum schmerzlindernde Faktoren, die du auch in die Pflegeplanung einbringen sollst.

Wichtig bei der Beschreibung von Schmerzen in der Problemformulierung ist die Schmerzlokalisation (Wo entsteht der Schmerz?), die Schmerzintensität (Wie stark ist der Schmerz? -> Schmerzskalen), die Schmerzqualität (Wie fühlt sich der Schmerz an?) und die zeitliche Dimension (Wann treten die Schmerzen auf?).

Eine mögliche Ressource kann hier schon das Wissen des Pflegebedürftigen sein, wie er mit den Schmerzen umgehen muss und welche schmerzlindernden Faktoren er kennt um die Schmerzen erträglich zu machen.

20.5 Demenz

Das A und O bei der Pflegeplanung eines demenzerkrankten Pflegebedürftigen sind die Biografiearbeit und der Einbezug der Angehörigen in die Pflegeplanung.

Biografische Daten können oft als Ressource eingesetzt werden (Wie hat sich der Pflegebedürftige früher gekleidet? Was hat er gern gegessen und getrunken? Wie hat er die Körperpflege durchgeführt?). Nicht nur für den MDK Prüfer sind diese Informationen sehr wichtig. Oft kann ein kleiner Hinweis von Angehörigen die Pflege und Betreuung erheblich vereinfachen.

Die Angehörigen sollten bei der Erstellung der Pflegeplanung unbedingt mit einbezogen werden. Sie können viele Informationen liefern welche Maßnahmen für den Pflegebedürftigen zum Ziel führen können und welche Maßnahmen eher nicht geeignet sind.

In den Prüfgrundlagen ambulant und stationär wird an verschiedenen Stellen auf den Einbezug der Angehörigen in die Planung der Pflege hingewiesen.

20.6 Inkontinenz

Auch bei diesem Thema wird speziell auf die Planung verwiesen. In der Pflegeplanung sollen individuelle Gewohnheiten und Bedürfnisse des Pflegebedürftigen zu finden sein und daran orientieren sich anschließend die Maßnahmen wie Toilettentraining oder Kontinenztraining. Für den Prüfer muss eindeutig erkennbar sein, dass die geplanten Maßnahmen auch in die Praxis umgesetzt werden.

20.7 Körperpflege

Es wird in den prüfgrundlagen für die ambulante Pflege gefragt ob individuelle Wünsche des Pflegebedürftigen zur Körperpflege berücksichtigt werden.

Die Wünsche des Pflegebedürftigen im Bezug auf die Körperpflege sollen so ausführlich wie irgend möglich in die Pflegeplanung integriert werden (meist als Ressourcen). An diesen Wünschen orientieren sich die Zielsetzung und die Maßnahmenplanung.

Im Bezug auf die tägliche Ganzkörperwaschung vertritt der MDK die Meinung, dass die Notwendigkeit einer solchen gegeben ist, wenn der Pflegebedürftige unsicher im Umgang mit Nahrung und dazu inkontinent ist. Oft gibt es jedoch Pflegebedürftige die nicht jeden Tag eine komplette Körperpflege durchführen möchten. Hier muss die Pflegefachkraft zwischen den Wünschen des Pflegebedürftigen und der hygienischen Notwendigkeit abwägen. Im Zweifel geht das Selbstbestimmungsrecht immer vor und muss vor allem Anderen beachtet und respektiert werden.

20.8 Pneumonieprophylaxe bei Trachealkanülenträger oder beatmeten Pflegebedürftigen

Die Pneumonieprophylaxe soll, laut Prüfgrundlagen für ambulante Einrichtungen, bei Pflegebedürftigen mit Trachealkanülen oder Beamtungsgeräten besondere Beachtung finden. Hier sollen individuelle Maßnahmen beschrieben und diese bei der Durchführung der Pflege beachtet werden.

20.9 Sturzprophylaxe

Ist der Pflegebedürftige offenbar sturzgefährdet müssen individuelle prophylaktische Maßnahmen gegen Stürze geplant und diese auch sichtbar umgesetzt werden.

Unter anderem können Maßnahmen geplant werden, die die Sehfähigkeit des Pflegebedürftigen verbessern, die die Sicherheit der Umgebung bzw. des häuslichen Umfeldes verbessern, die die Kraft und Balance des Pflegebedürftigen steigern und die die Prüfung der Medikation durch einen Arzt veranlassen.

www.pflegeplanungen.com

Der Onlineshop für Pflegekräfte

Wenn du Fragen bezüglich der Inhalte hast dann kannst du diese gern an mich stellen:

Mathias Berger

info@pflegeplanungen.com

Telefon: 030/29037827

Fax: 030/29037826

Quellenangaben:

http://www.mds-ev.de/media/pdf/
Pruefgrundlagen_ambulante_Pflege_14_02_01.pdf
(abgerufen am 23.02.2014 um 12:20 Uhr)

http://www.mds-ev.de/media/pdf/
Pruefgrundlagen_stationaere_Pflege_14_02_01.pdf
(abgerufen am 23.02.2014 um 12:15 Uhr)

http://www.mds-ev.de/media/pdf/P42_Pflegeprozess.pdf
(abgerufen am 22.02.2014 um 20:46 Uhr)

Herstellung und Verlag:
BoD - Books on Demand, Norderstedt
ISBN 978-3-7322-9400-8

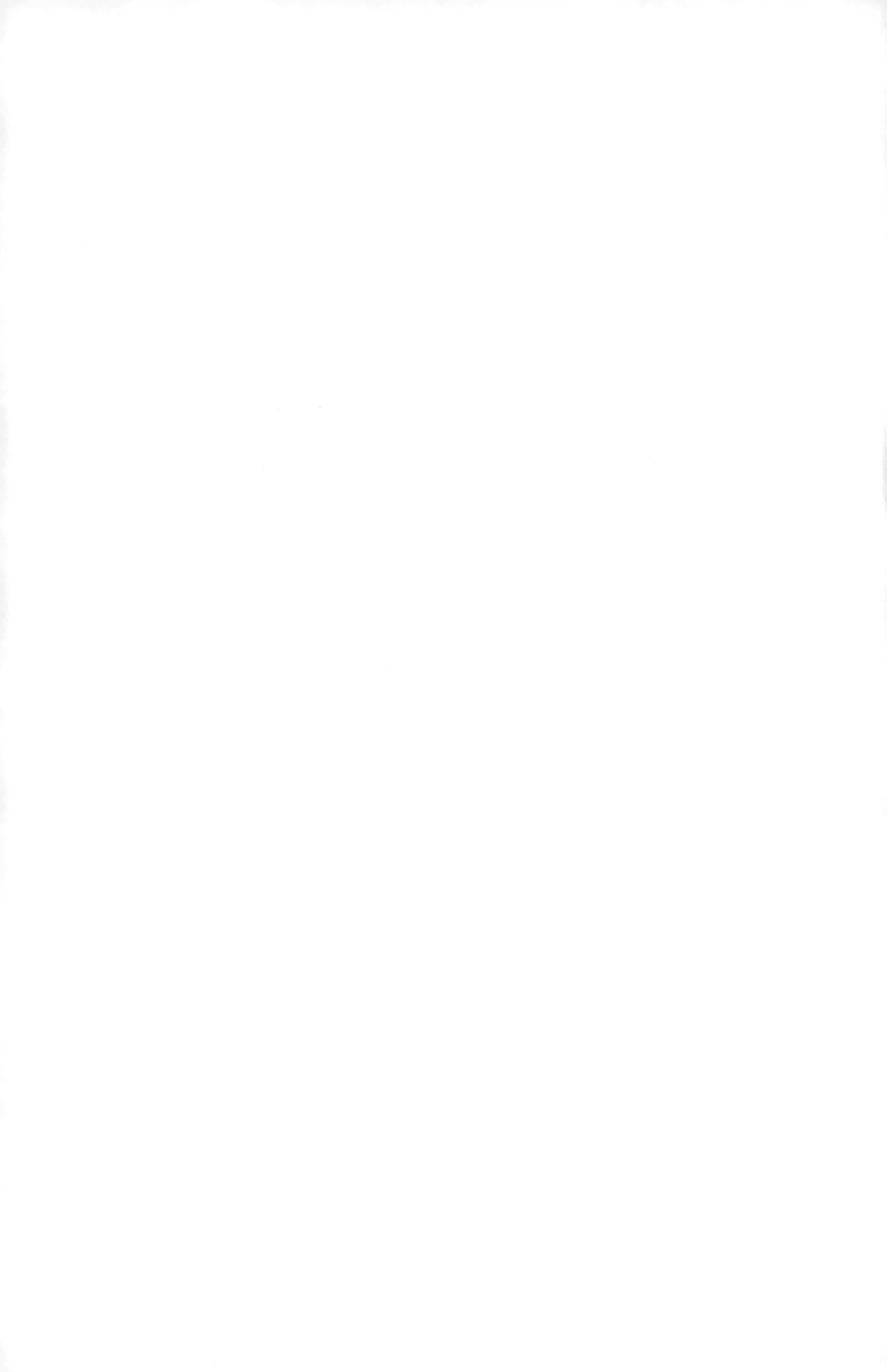